《是真的吗·常见病认知误区》丛书

U0324397

名医正解银屑病

主编　耿松梅

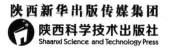

陕西新华出版传媒集团

陕西科学技术出版社

Shaanxi Science and Technology Press

图书在版编目（CIP）数据

名医正解银屑病 / 耿松梅主编 . — 西安 : 陕西科学
技术出版社 , 2019.5
（是真的吗·常见病认知误区）
ISBN 978-7-5369-7405-0

Ⅰ . ①名… Ⅱ . ①耿… Ⅲ . ①银屑病—防治 Ⅳ .
① R758.63

中国版本图书馆 CIP 数据核字 (2018) 第 262125 号

名医正解银屑病

耿松梅　主编

策　划	宋宇虎
责任编辑	高　曼　潘晓洁　付　琨
封面设计	曾　珂

出 版 者	陕西新华出版传媒集团　陕西科学技术出版社 西安市曲江新区登高路1388号　陕西新华出版传媒产业大厦B座 电话（029）81205187　传真（029）81205155　邮编710061 http://www.snstp.com
发 行 者	陕西新华出版传媒集团　陕西科学技术出版社 电话（029）81205180　81206809
印　　刷	陕西思维印务有限公司
规　　格	787mm×1092mm　16开本
印　　张	7.75
字　　数	90千字
版　　次	2019年5月第1版 2019年5月第1次印刷
书　　号	ISBN 978-7-5369-7405-0
定　　价	29.80元

《是真的吗·常见病认知误区》丛书

名医正解银屑病

编 委 会

主　　编　耿松梅

编　　委　（以姓氏笔画顺序排列）

王　添　刘彦婷　张欣悦

尚　倩　周红梅　郑　义

赵　强　赵丽红　郭　坤

储召娓

主 编 简 介

耿松梅，女，主任医师，教授，博士生导师，现任西安交通大学第二附属医院皮肤病院常务副院长，科主任。先后于美国哥伦比亚大学内外科学院皮肤系研修、美国哈佛医学院布里根妇女医院访问学习。现任中国医师协会皮肤病分会常委，中国医师协会皮肤病分会罕见遗传病专业委员会主任委员，中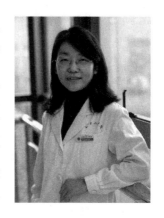华医学会皮肤病分会治疗学组委员等职。任《中国皮肤性病学杂志》副主编，《临床皮肤科杂志》、《国际皮肤性病学杂志》编委。 获教育部新世纪人才支持计划，第五届中国医师协会皮肤科医师分会"优秀中青年医师奖"，第八届陕西省青年科技奖等， 第十届中国医师协会皮肤科分会优秀论文一等奖。主持国家自然科学基金3项。副主编《危重皮肤病救治》(人民卫生出版社)、《皮肤病理与临床》(世界图书出版社) 等。国内首诊皮肤僵硬综合征，首次采用咪喹莫特成功治疗外阴多发疣状黄瘤等。文章先后发表于 J Cell Sci、J Acad Dermatol Vernero、J Euro Dermatol Vernero、 Clin Exp dermatol、 Arch Dermatol Res、J Dermatol 等国际专业期刊，并多次在国际学术会议上发言。

前 言

银屑病是一种慢性、复发性皮肤病,发病机制不明,与遗传、免疫、环境及感染等多种因素相关,在我国的发病率逐年升高,临床上主要表现为皮肤红斑、鳞屑,可累及躯干、四肢、头面部、头发、指(趾)甲,还可累及关节病变。控制不佳者可发展为红皮、脓疱伴发热,严重影响患者的身心健康和生活质量。

我们在多年的临床工作中见到太多的患者为疾病所困,不仅皮肤健康受到损害,工作和生活中也备受困扰,心理压力极大。作为皮肤科医生,我们一方面致力于解决患者的病变痛苦,另一方面,也非常关注患者的心理健康和生活质量的提高。因此,我们通过收集银屑病患者朋友们关心的问题,例如"银屑病传不传染""能不能根治""儿童和孕妇该怎么治疗""生物制剂的应用"等热点问题,在本书中集中解答,进行深入浅出的科普,希望能解开患者心中的疑惑,从而对本病有一个更加客观、科学、全面的认识,走出一些误区,更好地进行疾病治疗和慢病管理,提高生活质量,并消除社会对患者歧视。

银屑病不可怕,但是如果错误的认知导致治疗走了弯路,对患者的健康和生活都将造成严重的危害。疾病虽痛,但是既然相遇,我们也可以成为朋友,我们希望患者通过阅读本书,能够解开心中的诸多疑虑,接受疾病并且能够和疾病"和谐相处",积极、乐观、充满信心地生活,我们将尽可能地减少患者的痛苦和困扰,陪伴并帮助患者健康、快乐地生活!

　　本书在西安交通大学第二附属医院皮肤科耿松梅教授的组织和指导下，由多名主治医师及博士、硕士研究生一同致力编写，广阅国内外专著与文献，经过多次讨论与不断的修改、完善，最终从银屑病的"流行病学""临床表现""治疗""预防""护理"等多个方面，站在患者的角度，围绕患者关心的话题逐一进行解答。在此，对参与撰写的各位医生表示衷心的感谢！也向广大患者们推荐本书，相信我们的努力会对你们有所帮助，也期待你们提出宝贵意见，祝愿你们健康、快乐！

编者

2018 年 10 月

目 录

(误) 1. 男性银屑病发病率比女性高 ……………………… 1

(误) 2. 老人及儿童不会得银屑病 ……………………… 2

(误) 3. 北方得银屑病的人多，是由于气候干燥，搬到南方住

就好了 ……………………………………… 3

(误) 4. 银屑病是血液病 …………………………… 4

(误) 5. 银屑病会传染 ……………………………… 5

(误) 6. 儿童得银屑病是因为遗传 ………………… 6

(误) 7. 银屑病发展与精神、情绪无关 …………… 7

(误) 8. 病由口入，银屑病患者需要忌口 ……………… 8

(误) 9. 得银屑病是因为免疫力差 ………………… 9

(误) 10. 外阴银屑病可通过性接触感染 ……………… 10

(误) 11. 银屑病是由春季过敏所致 ………………… 11

(误) 12. 银屑病 = 牛皮癣 …………………………… 12

(误) 13. 出现红斑、鳞屑性皮损就是银屑病 ……… 13

(误) 14. 头皮屑多就是患了银屑病 ………………… 14

(误) 15. 银屑病患者手心、脚心有脓疱就是细菌感染 ……… 16

(误) 16. 出现关节症状和银屑病无直接关联 ……………… 18

误 17. 面部不会有银屑病 …………………………… 19

误 18. 银屑病患者出现关节疼痛是合并了另一种关节炎性
疾病 ………………………………………… 21

误 19. 头皮银屑病不会出现脱发 ……………………… 22

误 20. 银屑病很痒，需要抗过敏治疗 ………………… 23

误 21. 银屑病轻重必须依据化验结果判定 …………… 24

误 22. 银屑病只会出现在皮肤上，不会累及其他器官 …… 25

误 23. 副银屑病是银屑病的亚型 ……………………… 26

误 24. 慢性湿疹可以演变为银屑病 …………………… 27

误 25. 银屑病需要排毒，皮损加重是好转的现象 ……… 28

误 26. 银屑病不会渗出，否则就是湿疹 ……………… 29

误 27. 得了银屑病后不会再得其他类型皮肤病 ……… 31

误 28. 银屑病病人容易得"灰指甲" …………………… 32

误 29. 银屑病发展到最后会累及内脏 ………………… 33

误 30. 银屑病治疗后出现色素减退，是并发了白癜风 …… 34

误 31. 银屑病皮疹好了之后还会留疤 ………………… 35

误 32. 银屑病不抽血检查不能诊断 …………………… 36

误 33. 银屑病是皮肤病，不需要做任何检查 ………… 37

误 34. 银屑病是一种皮肤癌，治不好 ………………… 39

误 35. 银屑病可以根治 ………………………………… 40

误 36. 既然银屑病不能根治，那就不用治疗了 ……… 42

误 37. 局限性的银屑病皮损可以手术切除治疗 ……… 43

误 38. 脓疱型银屑病是感染所致 ……………………………… 44

误 39. 银屑病与感染有关，用抗生素治疗就可以了 ……… 45

误 40. 得了银屑病，需要切除扁桃体 ……………………… 46

误 41. 银屑病患者要输液才能好得更快 …………………… 47

误 42. 银屑病追求"高效""特效"治疗 …………………… 48

误 43. 只有中医能根治银屑病，西医不行 ………………… 49

误 44. 中药安全，治疗银屑病不用定期检查 ……………… 50

误 45. 中药能减少银屑病复发 ……………………………… 52

误 46. 银屑病皮损发出来就好了 …………………………… 53

误 47. 治疗银屑病的西药副作用大，最好不用 …………… 54

误 48. 激素是治疗银屑病的"神药" ……………………… 55

误 49. 激素是毒药，会导致病情复发 ……………………… 57

误 50. 银屑病治疗绝对不能用糖皮质激素 ………………… 58

误 51. 银屑病不能吃激素药或者打激素针，但是可大量使用

外用激素 ……………………………………………… 59

误 52. 不同部位的银屑病使用外用激素时不用区别 ……… 60

误 53. 在皮损部位抹药越多，银屑病好得越快 …………… 60

误 54. 治疗银屑病的外用药物涂抹次数越多，效果越好 … 61

误 55. 维 A 酸类药物治疗副作用大，不能使用 ………… 63

误 56. 免疫抑制剂会降低人体免疫力，对病情不利，不能

用于治疗银屑病 ……………………………………… 64

误 57. 生物制剂能根治银屑病，是"神药" ……………… 65

误 58. 生物制剂适合所有银屑病患者 ……………………… 66

误 59. 生物制剂治疗效果好，经济条件允许时应该首选…… 67

误 60. 银屑病日晒没有用 ………………………………… 68

误 61. 所有的银屑病患者都可以做光疗 ………………… 69

误 62. 银屑病光疗可能会引发皮肤癌 …………………… 70

误 63. 银屑病光疗无效 ………………………………… 70

误 64. 儿童银屑病不能做光疗 …………………………… 71

误 65. 银屑病患者光疗几次后，皮损无明显改变说明光疗

　　　无效 …………………………………………… 72

误 66. 消毒用的紫外线也可以治疗银屑病 ……………… 74

误 67. 银屑病患者做光疗不如直接晒太阳 ……………… 75

误 68. 银屑病不需要补充维生素 ………………………… 76

误 69. 银屑病患者用药后好得慢是因为不对症 ………… 77

误 70. 银屑病皮损增多说明治疗方案有误，必须更换"全新"

　　　方案 …………………………………………… 78

误 71. 治疗银屑病时，同时服用治疗其他疾病的药物不用

　　　告知医生 ………………………………………… 79

误 72. 银屑病甲无须检查与治疗 ………………………… 80

误 73. 头部银屑病一定要抗真菌治疗 …………………… 81

误 74. 儿童得银屑病无药可用 …………………………… 82

误 75. 儿童银屑病发病和成人相同，治疗也一样 ……… 84

误 76. 孕妇得了银屑病，什么治疗方案都不行 ………… 85

误 77. 银屑病复发时自行买药就可以，不用去医院 ········ 85

误 78. 银屑病可以通过吃药预防 ·········· 87

误 79. 银屑病患者免疫力差，要多吃保健品 ········ 88

误 80. 银屑病患者饮食要清淡 ··········· 89

误 81. 银屑病患者要忌食"发物" ·········· 90

误 82. 大量喝（绿）茶能治疗银屑病 ········· 91

误 83. 烟酒对银屑病无影响 ··········· 92

误 84. 银屑病患者无须控制体重 ·········· 93

误 85. 银屑病会遗传给后代 ·········· 94

误 86. 怀孕会加重银屑病 ·········· 95

误 87. 银屑病患者怀孕一定会影响胎儿发育 ······· 96

误 88. 银屑病患者治疗期间都不能怀孕 ······· 97

误 89. 银屑病患者不能哺乳 ·········· 98

误 90. 银屑病患者可以献血 ·········· 99

误 91. 流感疫苗可以预防银屑病 ········· 100

误 92. 银屑病患者不能做手术 ·········· 101

误 93. 老年人得了银屑病更难治 ········· 102

误 94. 银屑病患者不能打疫苗 ·········· 103

误 95. 皮肤护理对银屑病患者没有效果 ······· 104

误 96. 银屑病患者不能每天洗澡 ········· 105

误 97. 银屑病患者不能泡温泉 ·········· 106

误 98. 银屑病患者可以染发、烫发 ········· 107

(误) 99. 银屑病患者应静养，不宜剧烈运动 …………………… 108

(误) 100. 银屑病会影响寿命…………………………………… 109

1. 男性银屑病发病率比女性高

❓ 认知误区

与女性相比，男性更易得银屑病，且男性患银屑病后病情更为严重，顽固皮损更多。

📄 正解与忠告

银屑病在不同人种中的患病率有明显差异，但到目前为止，全球各地多数文献认为男性和女性银屑病患病率基本相同，也就是说银屑病的发生并无性别差异，并且也没有证据表明男性和女性银屑病患者之间皮损形态方面具有差异。

2010 年，在中国六省市银屑病患病情况调查中，男性患病率为 0.54%，女性患病率为 0.44%。女性患病率虽稍低，但差异无统计学意义。在日常生活中感觉见到的银屑病男性患者比女性患者要多，可能有以下原因：一方面中年男性由于社会、家庭等因素承担了更多的精神压力，加上吸烟、饮酒、熬夜失眠等不良生活习惯，使本病加重；另一方面头皮是银屑病的好发部位，男性由于头发较短，皮损更易被大家注意到。

总之，不论男女，银屑病的患病概率都是相同的，患病后的病情都可轻可重，应予以同样的重视。患者应及时就医，规范治疗。

(误) 2.老人及儿童不会得银屑病

? 认知误区

银屑病患者多是青壮年，老人和儿童不会得银屑病。

A+ 正解与忠告

银屑病可发生在任何年龄的人群，以 20～54 岁的患者居多，发病高峰在 15～30 岁，约 1/3 的成人银屑病患者发病在 16 岁之前。但是，银屑病在儿童中也并不少见，并且近年来儿童银屑病的发病率有逐渐上升的趋势。但儿童银屑病的病因和转归与成人发病有所不同，治疗也有其独特性，不能因为都是银屑病而照搬成人银屑病的治疗方案。

银屑病作为一种慢性复发性皮肤病，除了对健康有影响以外，对患者的美观及心理也会产生影响，在这一点上，青壮年患者可能对疾病更为重视，求医的心态更为迫切。而老年患者在发生银屑病时，常常会因为其不痛不痒也不影响饮食睡眠而忽视它的存在，耽误就医。对老年人来说，伴发代谢综合征（高血糖、高血脂、高血压）的概率也会相应增高，一旦发生了银屑病，不仅要针对银屑病本身进行规范的治疗，还要特别注意并发症的发生！

另外，儿童和老年银屑病患者的临床表现往往不典型，容易造成漏诊及误诊，更应该及早就医，明确诊断。

3. 北方得银屑病的人多，是因为气候太干燥，搬到南方住就好了

?认知误区

北方气候干燥，皮肤容易形成鳞屑，北方故银屑病患病率高，搬到南方气候湿润了，病自然就好了。

正解与忠告

银屑病皮损处鳞屑的形成与空气湿润程度无关，而与炎症反应所致的表皮过度增殖及更新太快有关。正常人的皮肤更新周期至少为 28 天，而银屑病患者的皮肤更替周期一般为 3~4 天，短的甚至 2 天就更新一轮。

银屑病受种族、地理位置及环境的影响，不同人群及区域患病率差异较大。研究表明，寒冷地区患病率较热带地区患病率高，北方的患病率确实高于南方。一些银屑病患者搬到海南等热带地区居住后，病情确实得到了明显缓解，但仍存在复发的问题。分析其原因：南方特别像海南等热带地区，纬度较低，日晒时间长，紫外线较北方强烈，且一年四季大部分时间皮肤都暴露于阳光下，紫外线中的 UVB 对银屑病有治疗作用，可能会使一部分患者的皮损得到一定程度的控制或缓解，但不能根治该病。

（误） 4. 银屑病是血液病

❓ 认知误区

银屑病是免疫性疾病，而血液系统主导免疫，所以银屑病是血液病。

正解 与 忠告

因为中医说银屑病是血热造成的，所以很多人就认为它是一种血液病。实际上，银屑病的发病虽然有免疫细胞的异常，但是并不存在造血系统的异常。

中医认为银屑病属于内病外显的内科疾病，主要是由于各种原因造成免疫力下降，脏腑功能失调，皮肤脉络微循环障碍，使应排出的毒素积聚于皮肤而发生的。中医所说的血热，是在中医辨证银屑病病因时提出的一个医学术语，其中的热，是给银屑病病因的定性；而血，即血分，是给热在何处的一个定位。中医再根据热影响人体程度的深浅，分为卫、气、营、血4个层次，即热影响到卫分、气分，皮肤多呈红肿状，直接影响到营分、血分，使皮肤出现红斑，情况严重的还会引起皮下出血。

西医认为银屑病是常见的慢性复发性炎症性皮肤病，病因尚不完全明确，与遗传、感染、代谢障碍、免疫功能障碍等多方面有关，并在多种诱发因素（如外伤、感染或药物等）刺激下，出现银屑病的表现。但银屑病不属于血液病。

5.银屑病会传染

认知误区

银屑病也叫"牛皮癣"，和足癣、甲癣一样是传染性疾病，如果和患有银屑病的亲朋好友共用餐具等物品，或者日常接触都会传染上银屑病，所以应注意隔离。

正解与忠告

银屑病属于免疫性皮肤病的一种，不具有传染性。银屑病本身不是由致病菌直接感染所致，即不是由细菌、病毒、真菌或寄生虫等直接感染引起的感染性疾病，它没有任何传染性，无论怎样密切接触都不会传染给其他人。而足癣（图1）、甲癣（图2）、体癣（图3）等疾病是由于真菌感染而引起的传染性疾病，直接接触或间接接触均可能使致病的真菌在人与人之间传播，从而导致疾病的传染。银屑病的发病一定程度上受遗传因素的影响，呈现出家族聚集的倾向，但并不是由于亲密接触导致相互传染而发病的。

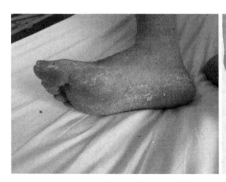

图1 足癣

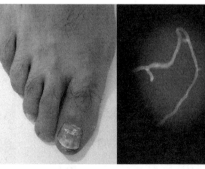

图2 甲癣及荧光显微镜下的真菌菌丝

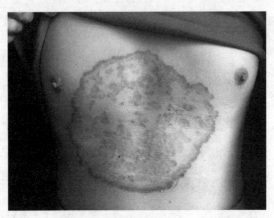

图3 体癣

误 6.儿童得银屑病是因为遗传

❓ 认知误区·

儿童的银屑病是从父母那里遗传而来的。如果家族既往有银屑病史，后代也一定会得银屑病。

A+ 正解与忠告·

银屑病是一种常见的慢性、复发性、炎症性皮肤病，病因复杂，与遗传、免疫、感染、内分泌因素、生活习惯、药物因素、环境因素等相关。

近年来儿童银屑病的发病率呈上升趋势。与成人患病不

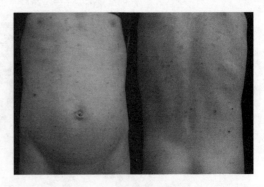

图4 儿童点滴型银屑病

同的是，儿童银屑病患者皮损以寻常型、点滴型（图4）为主，皮损较薄，鳞屑较少。

儿童患银屑病的原因主要为以下3点：

（1）遗传因素 儿童银屑病家族史的发生差异率很大，有研究报道，23.45% ~ 71% 的儿童银屑病患者有家族史，同卵双胎者发生率为 65% ~ 72%，而双卵双胎者为 15% ~ 30%，HLA-Cw6 是已被确认的银屑病易感基因。

（2）感染因素 临床上常见银屑病的发病与链球菌感染有关，特别是儿童急性点滴状银屑病，多数患儿在发病之前有扁桃体炎、上呼吸道感染等因素。

（3）心理因素 皮肤是人体内部心理活动的表达器官之一，儿童患银屑病与心理刺激、长期压抑等精神因素有关。

综上，儿童银屑病发病与遗传、感染、心理因素等多种因素息息相关，并非是一种遗传病。患儿家长应建立对银屑病的正确认识，将家庭教育贯穿于儿童银屑病的治疗过程中，注意孩子的身体健康状况，孩子不舒服或者感冒应及时治疗，并令其加强锻炼，提高免疫力，尽量避免感染，尤其是溶血性链球菌感染。

误 7. 银屑病发病与精神、情绪无关

❓ 认知误区

银屑病是免疫性疾病，与精神、情绪无关。

A+ 正解 与 忠告

银屑病的发病机制包括遗传、环境、免疫、精神心理因素等多个方面，其中精神心理因素可诱发或加重银屑病。多项研究证实，银屑病也是一种身心性皮肤病，患者的精神心理因素和银屑病的发生和发展密切相关。大约40%的银屑病患者的起病或加重都是由于精神因素所致，这表明情绪改变对银屑病有重要影响。心理因素诱发银屑病的具体机制尚不清楚，可能与皮肤代谢紊乱、神经精神免疫机制相关。

研究发现，与其他皮肤病人群相比，银屑病患者更易发生抑郁症、焦虑症、睡眠障碍等，这些情绪往往与银屑病的病情严重程度成正比，严重影响患者的生活质量和银屑病的病程及预后。

银屑病和精神因素具有双向性作用，容易形成恶性循环，危害身心健康。在此提醒患者，自觉精神压力大、思想负担过重时，应在就诊时主动告知医生，必要时积极寻求精神心理科医生的帮助，同时治疗身体和心理问题，以使病情能得到更好控制，有效提高生活质量。

误 8. 病由口入，银屑病患者需要忌口

？ 认知误区

目前，银屑病患者越来越多，病情愈发严重，就是因为大部分人不忌口。

正解与忠告·

不论是在中国还是世界范围内，银屑病的发病率确实有逐年升高的趋势，但是这是由许多因素共同作用导致的，其中就包括医疗水平的提升和生活质量的改善，让人们对各种疾病的重视程度都有所提高。银屑病的产生除了与遗传因素、免疫因素等体内因素有关外，也与生活习惯、药物因素以及环境因素等外界因素有关。

已有的研究表明，受潮、感染、精神紧张、吸烟以及服用某些药物都是银屑病的诱发因素。但银屑病并非过敏性疾病，食用海鲜、家禽及牛羊肉等动物蛋白不会诱发或加重疾病。相反，银屑病患者在急性期大量脱屑的情况下，每日应补充一定量的优质蛋白，盲目忌口反而会导致患者营养缺乏，不利于疾病的恢复。另外需要注意的是，在患者皮损炎症反应明显的时期，饮酒及食用辛辣的食物可能会使皮损发红或瘙痒加重，应予以避免。

误 9. 得银屑病是因为免疫力差

认知误区·

银屑病是免疫性疾病，简单来说，就是免疫力差导致的疾病。

正解与忠告·

银屑病的发病机制复杂，是由遗传因素与内、外环境因素等多种因素相互作用导致的多基因遗传病，其中免疫系统紊乱、免疫细胞异常在其发生、发展中的作用不容忽视。研究发现，银屑病的免疫学致病机制不仅与先天性免疫系统有关，同时与获得性免疫系统，尤其是 T 细胞也有重要关联。最新报道显示，由于免疫细胞及其分泌产物导致角质形成细胞过度增殖、表皮增生，以及血管生成并伴有明显血管扩张，从而导致银屑病的发生。

　　而公众普遍认为的自身免疫力差，是免疫系统应答障碍、免疫细胞的缺失或功能低下导致的，包括先天性免疫缺陷疾病和获得性免疫缺陷疾病，但银屑病并不包含在内，且目前尚无证据表明银屑病患者体内存在这些表现。在治疗银屑病时所选用的免疫调节药物，也并非一味增强机体的免疫力，而在于调节机体内异常的免疫反应。

⑱ 10. 外阴银屑病可通过性接触感染

❓ 认知误区

　　银屑病有传染性，在外阴等隐私部位出现的银屑病可经性接触传播。

📖 正解⑤忠告

　　银屑病是一种与自身免疫相关的慢性、炎症性皮肤病，其病因多种多样，但大多通过影响自身免疫状态诱发疾病。因此，本病并非是由细菌、真菌、病毒、寄生虫等致病微生物引起的传染性疾病，也不会传染给他人。通过性接触传染的疾病主要是其病原体通过生殖器相互接触双方的体液进行传染，而银屑病并非由致病微生物引起，所以无论是正常皮肤接触银屑病患者皮损，还是以性接触的方式，都不会造成传染。

患者患银屑病后，不用担心该病会传染给家庭其他成员或是身边的亲朋好友。有患者发现亲属中有新发的银屑病患者，这是由于本病和免疫相关，而免疫具有一定的遗传背景，可能会由于环境或其他原因诱发，并非传染导致。

银屑病的临床表现为大片的红斑、鳞屑，可以泛发至全身，常见部位包括头皮、面部、躯干及四肢，亦可累及外阴。因此，外阴属于银屑病的正常发病部位。外阴银屑病虽然不如其他部位常见，但是不传染，无须太过恐惧或焦虑，可经正规治疗减轻皮损。

误 11. 银屑病是由春季过敏所致

❓ 认知误区

皮损会经常发痒，也容易在春季发生、复发和加重，所以银屑病是一种过敏性疾病。

⚎ 正解 与 忠告

银屑病是一种慢性、炎症性疾病，不属于过敏性疾病。银屑病多容易在春、冬季复发或加重，主要原因有：①冬季较为干冷，可能会引起皮肤功能异常，使原银屑病皮损加重或复发；②春、冬季是上呼吸道感染的高发季节，上呼吸道感染是加重银屑病的诱因之一；③紫外线对银屑病有一定的治疗作用，春、冬季紫外线较弱，较多着装对皮肤遮盖较多，紫外线无法作用于皮损部位，也是患者病情无法缓解的原因之一；④近年来的研究显示，空气污染物中的多环芳烃类化合物可能会刺激皮肤，并且其和银屑病的发病或加重密切相关。冬春季的空气污染较夏季更为严重，也可能与银屑病病情的变化有关。

(误) 12. 银屑病 = 牛皮癣

(?) 认知误区

日常生活中所说的"牛皮癣"与银屑病就是同一种病。

(A+) 正解与忠告

银屑病，是西医上对疾病的诊断，是指一种常见并易复发的慢性、炎症性皮肤病，临床以红色丘疹或斑块上覆有多层白色鳞屑为特征，好发于头皮、四肢伸侧及背部。发生在暴露部位的皮损往往影响患者的形象，给患者带来心理负担和烦恼。

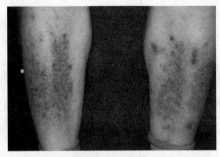

图 5 神经性皮炎

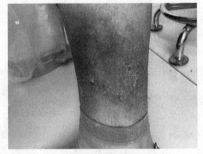

图 6 慢性湿疹

牛皮癣是中医学的诊断，是指一种状如牛领之皮，厚而且硬，好发于颈项部的皮肤病，包括西医中的神经性皮炎（图5）、银屑病和慢性湿疹（图6）等疾病。虽然都被诊断为牛皮癣，但神经性皮炎相对于银屑病更好治疗一些，只要患者调整好情绪，避免过度搔抓及衣物刺激，合理用药就可以缓解病情，并能治愈。银屑病需要较长时间的综合治疗和护理，可以实现临床治愈，但难以根除。

因此，牛皮癣和银屑病的诊断分别来源于不同的体系，不建议将两者混为一谈。明确的诊断对预后的判断及治疗的选择都至关重要，所以一定要经专业的皮肤病专家诊治后，再遵医嘱治疗。

(误) 13. 出现红斑、鳞屑性皮损就是银屑病

(?) 认知误区

身上起了红斑，上面还有鳞屑，一定是得了银屑病。

(A+) 正解与忠告

银屑病的典型皮损表现为红色丘疹或融合成斑块，境界清楚，周围可有红晕，表面覆盖多层干燥的银白色鳞屑，鳞屑容易刮除，且刮除鳞屑后可见到一层淡红、发亮的薄膜，再刮除薄膜可出现小出血点。红斑、鳞屑只是表象，发亮薄膜和点状出血才是银屑病的特征。

除了银屑病以外，表现为红斑、鳞屑的皮肤病还有很多，比如玫瑰糠疹（图7）、扁平苔藓（图8）、毛发红糠疹（图9）等，它们的治疗及预后与银屑病都不尽相同，需要专业医生观察皮损，结

合病史和相关检查结果才能得出最终的诊断，不能仅仅根据皮损做出片面判断。

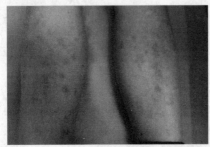

图7　玫瑰糠疹

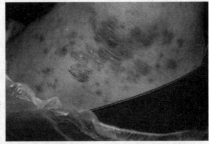

图8　扁平苔藓

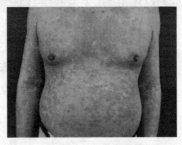

图9　毛发红糠疹

　　此外，银屑病也分为很多类型，除了红斑、鳞屑的皮损以外，还可以表现为红斑基础上的脓疱或者大面积浸润性红斑，用药不当时还可能出现渗出。所以，红斑、鳞屑不一定是银屑病，银屑病也不一定表现为红斑、鳞屑。出现皮损应及时前往正规医院诊治，请专业医生做出正确的判断，而不能简单地自行诊断。

误 14. 头皮屑多就是患了银屑病

❓ 认知误区

　　头皮屑多，头皮出现红斑、痒，就是得了银屑病。

正解与忠告

　　银屑病可以泛发全身，也可以只局限于头部或手足。头部银屑病（图10）具有寻常型银屑病的一般特点，皮疹表现为境界清楚的红斑、丘疹，上覆银白色鳞屑银屑病由于厚积的鳞屑紧缩而呈束状，犹如毛笔，但毛发正常，不会引起断发、脱发。反过来说，当头皮出现红斑、头皮屑增多，不一定是得了银屑病，还需要和以下两种常见疾病相鉴别：

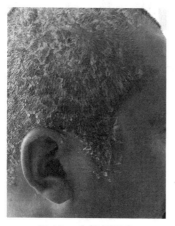　　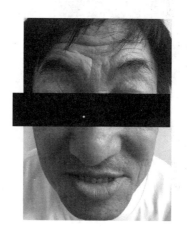

图10　头部银屑病　　　　　　图11　脂溢性皮炎

　　（1）脂溢性皮炎（图11）　脂溢性皮炎发病与皮脂溢出、物理气候因素、卵圆形糠秕孢子菌感染等机制相关，头皮损害常为灰白色糠秕状或油腻性鳞屑性斑片，基底潮红。与银屑病相比，脂溢性皮炎基底浸润较轻，鳞屑少而薄，无点状出血现象，无束状发，皮肤镜和组织病理有助于鉴别。以日常护理、外用复方制剂抗感染、口服抗组胺药和维生素等药物治疗为主，但是，脂溢性皮炎患者需要注意，有些脂溢性皮炎可以演变为头皮银屑病，临床上，银屑病患者常常具有头皮脂溢性皮炎病史。头皮银屑病在早期不易与脂溢性皮炎相鉴别，皮肤镜和组织病理检查有助于鉴别诊断。也有学者认为脂溢性皮炎是银屑病的特殊类型之一，是一种轻型银屑病。此外，如果脂溢性皮炎患者耳后、腋下等褶皱部位出现红斑、鳞屑，可能是反向银屑病的表现，应及时就医明确诊断。

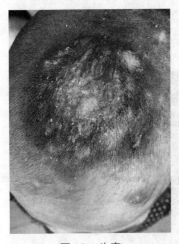

图12　头癣

（2）头癣（图12）　主要与白癣鉴别，皮疹边界清楚，可见脱屑、结痂、断发，周围可见卫星样小鳞屑斑片。Wood 灯下可见亮绿色荧光，真菌镜检可见发外孢子。一旦确诊，需要外用和口服抗真菌药物治疗。

因此，当头皮屑增多或头皮出现鳞屑性红斑、丘疹时，应及时就医面诊，尽早明确诊断，选择合适的治疗方案。

（误）**15. 银屑病患者手心、脚心出现脓疱就是感染细菌了**

（认）（知）（误）（区）

银屑病皮疹表现是红斑、鳞屑，如果手掌和足底有脓疱，就是感染了细菌。

正解与忠告·

　　银屑病临床表现多样，基本皮损为红色丘疹或斑块上覆厚层银白色鳞屑。根据其临床特征可分为4种类型：寻常型银屑病以红斑、鳞屑为主要表现（图13）；脓疱型银屑病皮损常为泛发性无菌性小脓疱，也可仅局限于手足（图14）；红皮病型银屑病表现为全身弥漫性潮红、肿胀、脱屑（图15）；关节病型银屑病可同时存在银屑病皮损和关节症状（图20）。

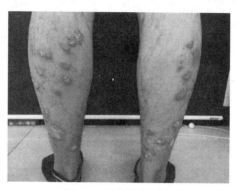

图13　寻常型银屑病

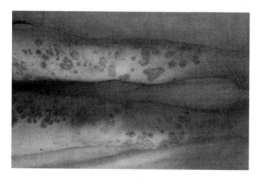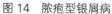

图14　脓疱型银屑病

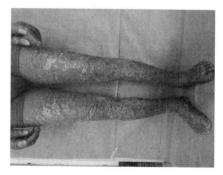

图15　红皮病型银屑病

　　其中局限型脓疱型银屑病一般只累及手足，多发生于掌跖部位，也可扩展至指（趾）背侧，常对称发生，称为掌跖脓疱病（图

16），病情较顽固，易反复发作。皮损常表现为对称性红斑，红斑上有针头至粟粒大小的无菌性脓疱，疱壁不易破裂，1~2周可自行干涸，结褐色痂，痂皮脱落可见少许鳞屑，刮除鳞屑可见点状出血，皮损反复发生，自觉疼痛或瘙痒。

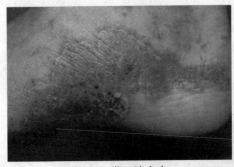

图 16　掌跖脓疱病

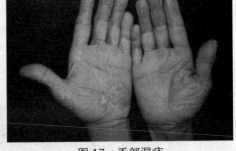

图 17　手部湿疹

因此，当手足部位反复出现红斑、脓疱时，应及时就医排除银屑病。皮肤镜和活检有助于诊断。当然，这种表现不一定就是银屑病，需要和手足癣、湿疹（图 17）等鉴别，需要临床医生帮助患者明确诊断后给予相应治疗。

误 16. 患者出现关节症状和银屑病无直接关联

❓ 认知误区

银屑病是一种皮肤病，不会影响身体其他部位。关节疼痛和银屑病没有关系。

A+ 正解与忠告

根据银屑病的临床特征，一般可将其分为寻常型、脓疱型、红皮病型和关节病型 4 种类型，其中关节病型银屑病又称为银屑病性关节炎。在关节炎患者中，银屑病的发病率比正常人群高 2~3 倍；在银屑病患者中，关节炎的发病率高达 6%~8%。关节病型银屑病指累及关节的银屑病，其关节症状常随皮肤症状的轻重程度变化，也可能不同步。大多数关节病型银屑病患者先有银屑病皮损，后出现关节炎，10%~20% 的患者关节炎先于皮损发生，常常被误诊。这种关节炎可同时发生于大小关节（包括脊柱），以手、腕、足等小关节多见，尤其是指（趾）末端关节。

对于已明确诊断为银屑病的患者，当出现关节肿胀、疼痛等症状时，应及时就医，行 B 超、X 线、MRI 等影像学检查明确关节软组织及骨质病变，必要时行类风湿因子及 HLA-B27 检验以排除类风湿性关节炎。对于没有银屑病皮损只有关节症状的患者，当合并银屑病家庭史、指（趾）甲病、远端指（趾）关节及软组织受累时，应及时到皮肤科就诊，筛查是否患有关节病型银屑病。

误 17. 面部不会发生银屑病

❓ 认知误区

银屑病好发于躯干、四肢，长到面部的皮损不会是银屑病。

A+ 正解与忠告

银屑病皮损可发生于全身各处，当然也包括面部。在银屑病的急性进行期，面部常可出现皮损，大多呈点滴状或指甲盖大小浸润性红色丘疹或红斑。因面部角质层较薄，故鳞屑也较稀薄，或者无明显鳞屑，只表现为面部红斑（图18）。面部银屑病皮损常散在分布，也可弥漫分布于额、鼻、面颊等部位。

当患者有明确银屑病史或者其他部位皮损较典型时，表现为面部浸润性红色丘疹或红斑的银屑病不难诊断。但当患者皮损仅局限于头面部时，诊断银屑病有一定难度，需要与脂溢性皮炎、玫瑰痤疮、面部难辨认癣、红斑狼疮等鉴别。

脂溢性皮炎好发于皮脂腺旺盛区，如眉弓、鼻唇沟、面颊等部位，初期可表现为毛囊周围炎性丘疹，随病情发展可表现为境界比较清楚、略带黄色的暗红色斑片，上覆油腻性的鳞屑或痂皮。

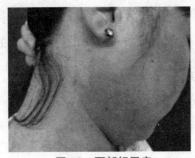
图18　面部银屑病

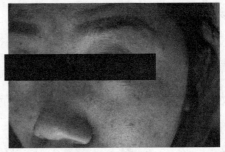
图19　玫瑰痤疮

玫瑰痤疮（图19）好发于颜面中部，以鼻尖、鼻翼为主，其次为面颊、前额、下颌，多表现为对称性红斑，局部伴毛细血管扩张，表面无鳞屑，情绪激动、食用辛辣刺激食物、环境温度升高等常加重皮损。

面部难辨认癣不易诊断，但红斑周围有环状丘疹常提示癣菌感染，真菌镜检可进一步确诊。

红斑狼疮可表现为面部蝶形红斑，也可表现为盘状红斑，表面无鳞屑，常伴有光敏感、脱发、口腔溃疡等症状。大部分时候，凭借医生的丰富经验可以明确诊断，但有时也需借助一些检查手段，如皮肤镜、血清学检查、皮肤组织病理检查等进一步明确诊断。

误 18. 银屑病患者出现关节疼痛是合并了另一种关节炎性疾病

❓认知误区

银屑病患者出现手、足等部位关节的疼痛、肿胀，是因为又合并了另一种关节炎性疾病。

Ⓐ＋正解与忠告

银屑病患者如有关节的疼痛、肿胀、压痛、僵硬或运动障碍，需要排除银屑病性关节炎。银屑病性关节炎是一种与银屑病相关的关节炎性疾病，主要表现为关节炎、皮肤损害、指甲损害、肌腱端炎等。可累及任意外周关节，可以是单个关节，也可以是多个关节。根据其临床表现，可分为周围关节炎型、脊柱炎型、指趾炎型（图20）、附着点炎型和皮肤及指甲改变型5种亚型。70%左右患者的皮疹先于关节炎出现，少数患者的关节炎先于银屑病皮疹出现。

银屑病性关节炎是一种慢性、全身性、炎症性的系统疾病，除了关节

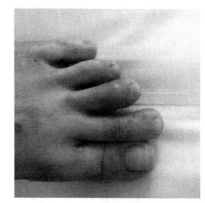

图20　关节病型银屑病
（指趾炎型）

损害、关节功能障碍，影响日常生活、工作外，最新的研究发现，银屑病关节炎患者患心血管疾病的风险明显增加，并且易合并肥胖、胰岛素抵抗、糖尿病以及代谢综合征（高脂血症），严重影响了他们的生活质量以及寿命。因此，银屑病患者若出现关节症状，应该早检查、早诊断、早治疗。

（误）19. 头皮银屑病不会出现脱发

？ 认知误区

银屑病主要引起皮肤损害，所以头皮银屑病患者是不会发生脱发的。

A⁺ 正解与忠告

头皮作为银屑病常见累及部位，由于位置特殊，会不会形成脱发、脱发后能否再生成为银屑病患者关注的焦点。

银屑病患者的脱发和其他毛发异常现象在40多年前首次被认识。银屑病性脱发最常见于皮损上，也可表现为广泛的休止期脱发。国内一项对于586例头皮银屑病患者的调查显示，18%的患者会发生脱发。在大多数情况下，患者脱发后头发会再生，但在极少数情况下，如感染、过度抓挠会导致瘢痕性脱发。相关研究结果显示，除了由银屑病本身引起的脱发，银屑病患者发生斑秃的风险更高。此外，银屑病治疗也可能导致脱发。外用制剂的应用可能会通过摩擦导致脱发，并且许多用于银屑病的全身治疗也会导致脱发，如抗

肿瘤坏死因子 - α 药物治疗可以诱发银屑病性脱发。

银屑病患者应对银屑病性脱发有正确认识，出现脱发时不要惊恐，要早期积极、合理治疗头部皮损，避免继发瘢痕性脱发。

⑧ 20.银屑病很痒，需要抗过敏治疗

？ 认知误区

银屑病患者既然感觉皮损处瘙痒，就是和过敏有关，需要抗过敏治疗。

A⁺ 正解与忠告

银屑病患者的皮损部位可能会轻度瘙痒，这主要与皮损处皮肤较为干燥及局部炎症因子增多有关，还有少数患者可能因患有银屑病而情绪焦虑，在心理因素作用下，患者自觉皮损瘙痒明显。但若皮损剧烈瘙痒且"越挠越痒"，就需要排除与银屑病皮疹相似的另一种皮肤病——神经性皮炎。这种皮肤病也可表现为红斑鳞屑性的皮损，常发生于颈部、眼睑、腰部、小腿等部位，也可全身泛发，主要与精神焦虑有关，患者会自觉皮损处剧烈瘙痒，且患者在焦虑的情况下往往会频繁搔抓，导致皮损更加严重，形成恶性循环。

因此，若发现红斑鳞屑性疾病，且瘙痒剧烈，应尽快就诊，请专业医生明确诊断。确诊为银屑病的患者可放松情绪，因为疾病本身不会造成剧烈瘙痒，适当使用外用药物或护肤乳即可缓解，无须给自己心理暗示，造成心理压力；若确实存在瘙痒加剧情况，可以

对症治疗。

21. 银屑病轻重必须依据化验结果判定

认知误区．

银屑病病情必须要经过化验才能客观判定，单靠皮损不能评估。

正解与忠告．

银屑病根据临床表现可分为四型：寻常型、红皮病型、关节病型及脓疱型。较常见的类型为寻常型银屑病。对银屑病严重程度的评价有多种方法，应综合多种指标诊断。

例如，关节型银屑病无法仅通过皮损反映严重程度。患者可有少量皮损或者无皮损出现，而有更严重的表现——关节会有不同程度的累及。X线片等影像学检查可发现关节受累，严重者关节畸形，影响正常生活及工作。有些患者仅仅根据皮损大小判断自身情况是不全面的，除了皮损之外的检查也是必需的。

脓疱型银屑病作为一种特殊类型，临床表现为红斑上出现针尖至粟粒大小的无菌性脓疱，可融合形成脓湖，反复发作，常伴有高热，病程长者可出现电解质紊乱及肝肾功能损害，容易继发感染。这一型银屑病较为严重，临床处理上相对于寻常型银屑病更为棘手，应通过化验结果综合判断。

但是，对于寻常型银屑病，皮损对病情的判定价值很大。临床上有多种针对皮损的评分方法，不用做其他化验也能判断病情。

PASI 评分在临床最为常用，主要是根据患者的皮损面积、皮损形态、发病部位等进行综合考量。皮损面积是重要考量指标之一。皮损形态包括红斑、浸润程度、脱屑情况，皮损所处位置不同，相应计算权重也会不同。这些皮损指标共同反映疾病的严重程度，临床常根据这些指标判断寻常型银屑病的疗效及病情。

所以，并非所有的银屑病都需要化验，患者应该在医生指导下进行检查。

(误) 22. 银屑病只会出现在皮肤上，不会累及其他器官

(认)(知)(误)(区)

银屑病是一种皮肤病，因此会出现皮疹，但是不会对其他器官造成影响。

正解 与 忠告

银屑病分为寻常型、关节型、脓疱型、红皮病型。其中寻常型银屑病一般只累及皮肤。而关节型银屑病可以同时累及大小关节甚至脊柱等，以手、腕、足等小关节多见，时间长了会影响活动，关节可能强直，也会造成相关肌肉萎缩。此外，银屑病与代谢综合征(中心性肥胖、高血糖、高血压、脂质代谢紊乱等)等系统性疾病关系密切，这些疾病可能会造成其他器官损害。一般情况下，寻常型银屑病不会直接累及其他器官，因此患者无须过于紧张焦虑，但是也不能轻视，若不接受治疗，任其发展为关节型或其他较严重的程度，也会出现

全身症状和其他器官损伤。

23. 副银屑病是银屑病的亚型

❓ 认知误区

副银屑病，别名类银屑病，临床表现为红斑、鳞屑，和银屑病很类似，是银屑病的轻型。

📖 正解 与 忠告

银屑病是一种慢性炎症性皮肤病，病程较长，有易复发倾向，有的患者疾病几乎终生不愈。临床表现以红斑、鳞屑为主，全身均可发病，以头皮、四肢伸侧较为常见，多在冬季加重，查体会有典型的 Auspitz 征（鳞屑易于刮脱，刮除后可见淡红发亮的薄膜现象和点状出血）。

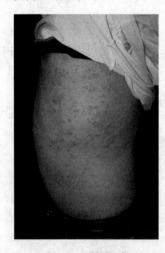

图 21　副银屑病

副银屑病（图 21）属于一种独立的疾病，与银屑病无任何关系。副银屑病分为四类：小斑块型副银屑病、大斑块型副银屑病、慢性苔藓样糠疹、急性痘疮样苔藓样糠疹，这四种类型之间易共存或相互重叠，而且大斑块型副银屑病应注意排除早期蕈样肉芽肿。

副银屑病与银屑病有时候不容易鉴别，必要时须进行皮肤镜及活体组织病理检查。但副银屑病不会转变为银屑病。

24. 慢性湿疹可以演变为银屑病

认知误区

湿疹长期不愈，皮损反复，逐渐肥厚，可发展成银屑病。

正解与忠告

湿疹属于过敏性疾病，而银屑病属于自身免疫相关性疾病，两种疾病的发病机制、临床表现大不相同，是不会互相转化的。

湿疹是由多种内外因素共同作用而引起的一种具有明显渗出倾向的皮肤过敏性疾病。外界刺激如日光、干燥、多汗、搔抓、摩擦、食物，以及各种植物、动物皮毛、化学物质等；内在因素如精神紧张、失眠、过度疲劳、情绪变化、慢性消化系统疾病等，均可诱发或加重湿疹病情。湿疹的皮疹多样，如丘疹、水疱、糜烂、渗出、结痂、红斑、鳞屑等，瘙痒症状常十分剧烈。

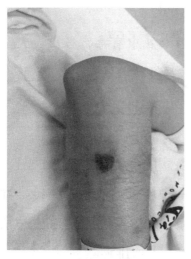

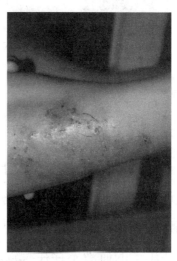

图 22　急性湿疹　　　　　图 23　亚急性湿疹

　　湿疹分为急性（图22）、亚急性（图23）、慢性（图6）3种。急性湿疹多有明显的渗出倾向；亚急性湿疹渗出较轻，可有鳞屑和轻度浸润；慢性湿疹主要表现为皮肤增厚、浸润，上面可有结痂或者鳞屑，但这种鳞屑通常较稀薄，与银屑病典型的银白色厚层鳞屑不同。少部分慢性湿疹也可以表现为红斑上覆较明显的鳞屑。

　　有些患者认为反复的湿疹迁延不愈会发展成银屑病，这种想法是错误的，湿疹不会发展成为银屑病。当然，在临床中确实有部分患者的皮损既像银屑病又像湿疹，遇到这种不典型的皮损，需要医生通过进一步问诊、查体、实验室检查来确定诊断，如追问"皮损上曾经有过流水吗？"，或用棉签刮鳞屑行"Auspitz征"检查，或者行皮肤镜以及皮肤组织病理检查来鉴别。

㊗ 25. 银屑病需要排毒，皮损加重是好转的现象

❓ 认知误区

　　一些患者认为银屑病发病是因为血液中有毒，当出现大量脱屑和脓疱时，说明毒素排出来了，是疾病好转的迹象。

Ⓐ⁺ 正解 与 忠告

　　血液有毒是指一些患有肾炎等疾病的患者不能通过尿液等及时将代谢产物排出，使代谢产物在血液中堆积，或是一些传染性疾病的病毒或细菌在血液里繁殖。但是，银屑病的病变不存在上述情况，银屑病患者的血液不存在有毒的情况，无须排毒。

当患者皮损突然出现大量泛发性脓疱（图24）和大量脱屑，往往是因为某些诱发因素，如不当用药、糖皮质激素（或其他系统疗法）的快速减量、感染等导致局限性的病变，从而加重了病情。因为银屑病皮屑的成分为蛋白质、维生素和叶酸等，大量脱屑容易引起营养不良，并可伴有乏力、

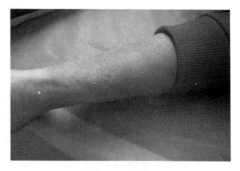

图24　脓疱性银屑病

倦怠、面色苍白等症状，有时甚至可出现低蛋白血症或营养不良性贫血。所以脱屑、出脓疱是疾病加重的表现而不是排毒现象，此时患者应积极去医院接受正规治疗。

误 26. 银屑病不会渗出，否则就是湿疹

❓ 认知误区

银屑病是一种干燥性皮肤病，伴有大量脱屑的红斑。有渗出倾向的红斑鳞屑性皮损肯定不是银屑病。

A+ 正解与忠告

银屑病包括很多类型，最常见的类型是寻常型银屑病，皮损为红色的丘疹或斑丘疹，逐渐扩展为境界清楚的红斑，表面覆厚层银白色鳞屑。所以，在人们的印象中，银屑病很干燥，会不停地脱屑。但有一种特殊类型的银屑病——屈侧银屑病，其鳞屑很少或没有鳞

屑，并有渗出倾向。

屈侧银屑病又称为间擦银屑病或反向银屑病（图25），在中国

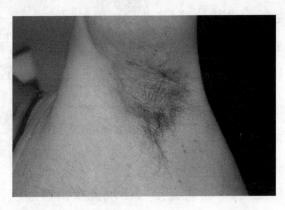

图 25　反向银屑病

人群中的发病率占银屑病的 3.2%~7%。该病往往发生在体表的褶皱
处，如腋窝、腹股沟、臀沟、乳房下和耳后褶，最常累及腹股沟。可
单独发生，也可与寻常型银屑病同时发生。在临床表现上，由于褶皱
部位富含毛囊、皮脂腺、汗腺，易形成温暖、潮湿的环境，在频繁的
摩擦后以浸渍、糜烂、渗出为表现，故屈侧银屑病表现为光亮、粉红
至红色、境界清楚、薄的斑片，上覆少量鳞屑或无鳞屑，表面有光泽，
炎症更明显。少数皮损边缘可见到典型的银屑病皮损，可伴有瘙痒或
疼痛。局限性的皮肤真菌或细菌感染可为发生屈侧银屑病的诱因。单
发的反向银屑病易被误诊，需要与癣、湿疹、脂溢性皮炎、接触性皮
炎、皮肤念珠菌病、褶烂皮炎相鉴别。当这些部位的红斑按照癣、湿
疹等疾病治疗不理想时，应考虑到反向银屑病，需要仔细询问病史，
详细检查全身皮肤，必要时行活组织病理检查，明确诊断。

27. 得了银屑病后不会再得其他类型皮肤病

认知误区

银屑病是免疫异常性疾病，不易伴发其他类型皮肤病。

正解与忠告

银屑病作为一种慢性炎症性皮肤病,和免疫具有一定的相关性,带有遗传背景。银屑病临床表现多样, 可泛发全身。有患者认为得了银屑病就不容易再得其他类型的皮肤病了, 这个观点是错误的。因为银屑病的发生和其他类型皮肤病的发病机制并不完全重叠。实际上, 银屑病伴发其他皮肤疾病的病例在临床很常见。

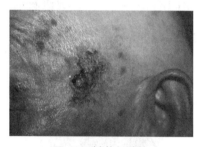
图 26 鳞状细胞癌

研究发现, 银屑病患者伴有鳞状细胞癌（图26）、基底细胞癌（图27）等皮肤肿瘤性疾病概率升高。一些疾病如脂溢性皮炎、玫瑰糠疹、扁平苔藓、神经性皮炎等, 既可独立存在, 又可与银屑病相伴发, 需要与银屑病进行鉴别。银屑病伴发其他类型皮肤病的种类很多, 在临床也较常见, 不可盲目回避就医、自行治疗, 应当确诊后在医生的指导下根据具体情况规范、有序地治疗。

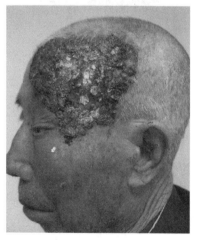
图 27 基底细胞癌

误 28.银屑病患者容易得"灰指甲"

？认知误区

银屑病容易使指（趾）甲颜色和质地改变，导致"灰指甲"。

A+ 正解与忠告

通常所说的"灰指甲"指的是甲真菌病，又称甲癣（图28），是由真菌感染引起的甲板变色、疼痛、凹陷、隆起、甲下角化过度和甲分离等，属于感染性疾病，且具有传染性，通过真菌镜检可以找到病原学的证据而确诊。

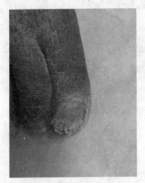
图 28　甲癣

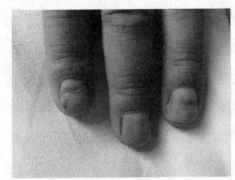
图 29　银屑病甲损害

银屑病也会累及指（趾）甲（图29），且超过半数银屑病患者可有甲受累，尤其是早期，在皮肤无表现时，也可以先有银屑病甲的表现。其最常表现为点状凹陷，继而病甲颜色变白或为油斑状，也可表现为甲分离或甲下角化过度。如果银屑病病情得到控制，甲部损害也可恢复。

当然，银屑病和甲真菌病可以同时存在，因此，若发现银屑病患者甲改变,不一定就是"灰指甲",需就医进行相关检查以明确诊断,不可随意应用治疗"灰指甲"的药,以免造成诊断及治疗困难。

（误）29.银屑病发展到最后会累及内脏

 认知误区

银屑病是体内"有毒"的表现,时间久了会对内脏造成损伤。

正解与忠告

银屑病属于慢性炎症性疾病,与"有毒"区别甚大。银屑病主要表现为皮肤损害,也会造成关节损害,长期损伤后影响活动,则可能会造成相应关节周围肌肉萎缩等。银屑病与代谢综合征关系密切,后者是以中心性肥胖为主,并发高血糖、高血压和脂代谢紊乱等多种代谢异常的病理状态。这两种疾病同为慢性炎症性疾病,可能通过共同炎症通路,发生相同的组织病理改变,诸如慢性炎症、血管增生、氧化应激等,而两者间也可能有共同的诱发因素。因此,若发生其他器官的病变,可能不是银屑病直接导致的,而是合并了代谢综合征等其他疾病。

建议银屑病患者平时注意保持健康的生活习惯,避免肥胖、抽烟,合理饮食,尤其是中老年患者要定期检测血脂、血压、血糖、尿酸等指标,及时发现代谢异常并积极治疗。

30. 银屑病治疗后出现色素减退，是并发了白癜风

？认知误区

银屑病和白癜风都和免疫有关，只要银屑病治疗过程中红斑消退之后留有偏白色素，就是并发了白癜风。

正解与忠告

银屑病与白癜风（图30）确实均和免疫功能密切相关，但二者的发病机制并无明确的相关性，两病可同时存在，但十分罕见。容易让人误解或混淆的是：点滴型银屑病治疗后恢复期会出现皮损部位色素减退（图31）；还有一部分患者因长期使用强效糖皮质激素，柔嫩部位的皮损可能会出现色素减退，这种色素减退斑多数会在停止使用药物后，逐渐恢复正常肤色。但是若持续使用时间过长，皮肤会出现膨胀纹，则难以恢复正常。

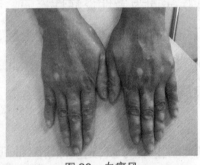　　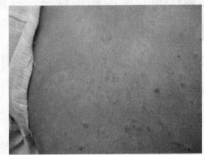

图30　白癜风　　　　　　　　图31　银屑病色素减退斑

由此可见，外用糖皮质激素是一把"双刃剑"，应用得当可治疗银屑病，但过度使用则会导致严重的后果，因此坚持规范治疗及皮肤护理才能更好地控制病情，减少复发。

31. 银屑病皮疹好了之后还会留疤

认知误区

银屑病很可怕，得了银屑病，全身都是皮损，以后还会留下疤痕。

正解与忠告

银屑病的皮损消退后可能会遗留色素沉着（图32）或色素减退，但这种色素的改变随着时间的延长可恢复到正常肤色。部分银屑病患者皮损消退后遗留疤痕多是由于外用药物不当和过度搔抓引起的。

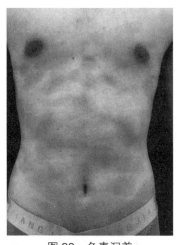
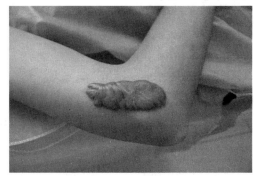

图32　色素沉着　　　　　　图33　疤痕

疤痕（图33）的形成是人体正常的生理修复过程，当皮肤组织伤及真皮时，创面先出现炎症反应，释放许多细胞因子（如生长因子），促进成纤维细胞和肌纤维大量增生，合成胶原和基质，形成疤痕。而银屑病的皮肤损害最主要的是表皮角质形成细胞增殖加速，有丝分裂周期缩短至37.5小时，表皮更替时间缩短天3～4天，病变最主要累及表皮及真皮浅层，无真正意义上的皮肤损伤，皮损恢复后不会遗留疤痕。

银屑病患者在治疗的过程中不能自己乱用刺激性及激素类药品，一定要在医生的指导下正确使用；不能过度搔抓皮肤，若引起皮肤破损就有可能留疤。

误 32.银屑病不抽血检查不能诊断

? 认知误区

银屑病是因为患者血液出现了问题，抽血检查才能诊断。

正解与忠告

西医上讲的抽血检查与中医是有区别的，错误地认为得了银屑病就要抽血检查，这种想法是不科学的。抽血检查是无法确诊银屑病的。

银屑病是一种常见的、容易复发的疾病，是由多种因素引起的。外在因素（如抽烟、喝酒、上呼吸道感染、精神紧张、少数药物等）可以诱发或加重银屑病；内在自身因素（如遗传、免疫异常、内分泌因素等）可以导致银屑病的发生。银屑病的临床表现典型，医生会根据患者的病史、病程及皮损的部位和特点诊断。但临床上常常会遇到不典型的疑似银屑病的患者，这时就需要做皮肤镜或组织病理检查。

虽然银屑病患者血液中存在免疫细胞和炎症因子等异常，但目前临床上尚无特异性化验指标辅助诊断。也就是说，银屑病的诊断通常不需要抽血检查。但是，在分析病因、评估病情、指导治疗、监测药物副作用等情况下，需要抽血检查相关指标，例如血常规、肝肾功能、类风湿因子等。

（误）33. 银屑病是皮肤病，不需要做任何检查

（认）（知）（误）（区）

银屑病是皮肤病，看一眼就能诊断，不需要做任何检查。

A⁺ 正解 与 忠告

银屑病是一种慢性炎症性皮肤病，春冬季易发或加重，夏秋季多缓解。共分为 4 种类型：寻常型银屑病，以银白色鳞屑、半透明薄膜（图 34）、点状出血（图 35）（Auspitz 征）为典型表现；脓疱型银屑病较少见，分为泛发型和掌跖型；关节病型银屑病患者可同时发生类风湿性关节炎样的关节损害，关节症状常与

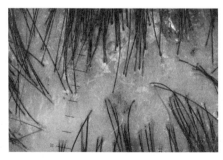

图 34　银屑病皮肤镜——
银白色鳞屑、半透明薄膜

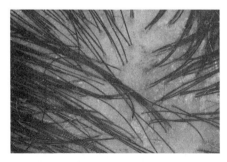

图 35　银屑病皮肤镜——
点状出血（Auspitz 征）

皮肤症状同时加重或减轻，血液类风湿因子阴性；红皮病型银屑病常因药物所致，全身弥漫性潮红、肿胀和脱屑，伴有发热、畏寒等，浅表淋巴结肿大，白细胞计数升高。

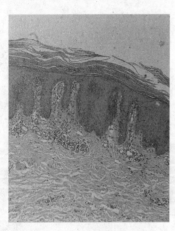

图36　银屑病的组织病理改变

实验室检查对于银屑病的意义：①明确诊断：对于临床表现不典型的患者进行皮损的组织病理学检查有助于确诊（图36）；②评估病情：关节病型银屑病可通过X线检查明确关节损害的部位、类型、程度；③检测治疗药物的不良反应：对长期应用某种可能影响肝功能的药物或怀疑有肝损害者要查肝功能，其可反映患者的身体状况，从而选择相应的治疗方案。此外，内服药物期间，为及时预防药物对肝肾功能的损害，需定期给予血、尿常规检查，肝肾功能检查，病理学检查等。

银屑病虽为皮肤病，但与遗传、感染、免疫、内分泌等多种因素有关。银屑病患者症状严重者可伴随心、肝、肾、眼等系统损害，还可因继发感染、电解质紊乱等伤害身体，甚至危及生命，常见的并发症有关节炎、低蛋白血症、营养不良性贫血、高血压等。通过一些检查，医生可以更加全面、科学地收集到患者的资料，在疾病诊断、病情评估及治疗方面有一定的把控。

在银屑病患者的就诊过程中，应以皮损的特点及变化为基础，借助相应的辅助检查进一步准确地判断病情，评估治疗方案并及时调整用药。

34. 银屑病是一种皮肤癌，治不好

认知误区

目前所有的治疗方法都无法根治银屑病，银屑病就是一种皮肤肿瘤。

正解与忠告

银屑病是一种慢性炎症性皮肤病，其发病机制并不明确，与遗传、免疫、环境及感染等多种因素相关。目前的治疗方法包括药物治疗、光疗、药浴等，具体治疗方案需根据患者的身体状况制订。虽然目前的医学不能根治银屑病，但可以有效控制病情，部分患者可达到临床治愈。

皮肤癌是指发生在皮肤的恶性肿瘤，根据肿瘤细胞的来源不同分为表皮（图26）、皮肤附属器、皮肤软组织、黑素细胞（图37）、皮肤淋巴组织（图38）和造血组织等。还有一部分是其他内脏器官组织转移至皮肤的肿瘤，又称转移癌。

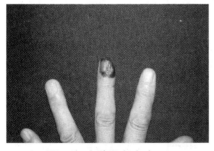

图37 皮肤黑色素瘤

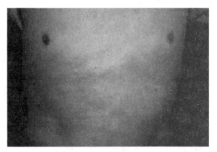

图38 蕈样肉芽肿

虽然目前的治疗手段尚不能根治银屑病，但银屑病并不是传说中的皮肤癌。银屑病是一种表皮的过度增殖，表皮细胞更新从正常

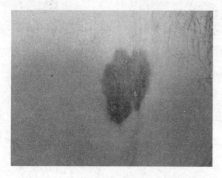

图 39　鲍温病

皮肤的 28 天缩短至 3~4 天，虽然存在增殖过快、复发的特点，但是没有恶性肿瘤边界不清、侵袭性和转移性的特点。

虽然银屑病不是皮肤癌，但是应注意一些酷似银屑病的皮肤肿瘤，如湿疹样癌、鲍温病（图 39）；还应注意一些因银屑病治疗不当所继发的肿瘤，如一些含砷剂中药可导致砷角化继发皮肤肿瘤。

误 35. 银屑病可以根治

？ 认知误区

银屑病虽然是慢性皮肤病，治疗时间比较长，但我们常常能看见"包治除根""根治""永不复发的特效药"或"特效治疗"等广告，所以只要早发现、早治疗，用好药，银屑病就可以"除根"，而且不再复发。

A+ 正解 与 忠告

银屑病是一种慢性炎症性皮肤病,本身具有"顽固性"和"复发性"的特点。在国内外现有的治疗水平下，的确有部分患者在皮疹消退后数年、数十年，甚至终生未再复发，但绝大部分银屑病患者一生之中皮损消退、复发多次反复，不能根除。除此之外，还有极少数患者病情不易控制，皮损严重，难以消除，这种情况多与用药不合理、治疗不及时等因素有关。

银屑病虽然不能"除根"，但并非不能治好，随着现今治疗手段的不断增多，皮损消退后基本不复发或很少复发，达到临床治愈已逐渐成为可能。其实，即便银屑病复发也并不可怕，目前的医疗水平对各种银屑病皮损都能有效地予以控制。对于反复发作的银屑病只要治疗原则正确，尽量避免感染、劳累等发病诱因，其总的病情趋势是减轻的，发作频率逐渐减少，症状逐渐减轻。

目前，医疗市场管理混乱，治疗银屑病的广告满天飞。在经济利益的驱动下，部分非正规诊所或医院为吸引患者，迎合患者要求"根治"的心理，往往夸大治疗效果，宣传所谓的"根治""永不复发""解决了世界难题"，采用多种"名贵中草药精制而成"，在广播、电视台聘请所谓的"专家"进行专题讲座，并组织许多医托进行医患双方互动，以现身说法吹嘘某某药物如何神奇，引诱不明真相的患者上当受骗。

因此，广大患者在就医时，要三思而后行，切莫病急乱投医，千万不要跟着广告走，不要轻信"包治除根"的说法，各种广告中"根治""永不复发的特效药"或"特效治疗"，目前都还没有经过大规模临床试验的考验。换句话说，目前并没有哪种药或者哪种治疗手段能保证"除根"。另外，这些所谓的"特效药"大多成分不明确，是否加入了一些对身体副作用比较大的成分也不得而知，建议谨慎使用，以防加重病情或者引起内脏损害。

误 36. 既然银屑病不能根治，那就不用治疗了

 认知误区

银屑病是一种慢性炎症性皮肤病，具有顽固性，常反复发作，几乎终生不愈，严重危害患者的健康，影响患者的生活，被人称为"不死的癌症"。临床上无法根治银屑病，有些药物使用不当还会加重病情，所以，银屑病治不好，也就不用治疗了。

正解 与 忠告

正确认识和看待银屑病非常重要。银屑病是一种常见的皮肤病，90%以上患者为寻常型银屑病，病变主要累及皮肤。银屑病病因尚不明确，目前认为与遗传因素和环境因素有关，存在家族聚集性及有家族史的个体，患病的概率高于普通人群。银屑病还存在多种诱发和加重因素，如咽部链球菌感染、潮湿环境、烟酒、心理压力和外伤等。银屑病虽然顽固，不能彻底根治，但进行期经过有效的治疗后可适当控制皮损，并能及时治疗银屑病产生的继发病理变化，如营养缺失、关节损害、脏器损害等，遵循正确的治疗原则，患者总的病情可呈逐渐减轻的状态。

银屑病的治疗应从个体化综合性出发，除药物治疗、物理治疗外，还应注重结合心理调适、保持良好的精神状态及正确的生活方式，做到正规治疗、安全合理用药，根据患者银屑病分型、分期、病情的严重程度、皮损部位、疗效、耐受性及治疗反应综合制订，并及时调整治疗方案。

银屑病发生于头皮、面部等暴露部位，常影响患者的社交、家庭生活、工作等，给患者带来较大的精神压力，致其病情加重，因此应注重对银屑病患者的个体心理治疗，让患者建立对银屑病的正确认识，减轻思想压力、改善心理状态、克服心理障碍、去除危险因素。

误 37.局限性的银屑病皮损可以手术切除治疗

 认知误区

一些患者认为局部手术切除银屑病皮损，即可快速去除疾病，达到根治的目的。

正解与忠告

银屑病的治疗方法有很多种，通常按轻、中、重度治疗，简单地根据银屑病皮损面积占体表面积的大小分为：轻度＜2%，中度2%~10%，重度＞10%。轻者，特别是寻常型银屑病，只需要外用药治疗，且应选用不良反应最小的药物和疗法。中、重度银屑病的治疗往往需要联合治疗：内用药物（维A酸类、免疫疗法、生物制剂等）、外用药物（糖皮质激素、维生素D_3类似物）、配合光疗和中药药浴等。可以看到，所有的治疗方法都不包括手术切除，因为银屑病是炎症性疾病，有多种病因与诱发因素共同作用，绝不是简单切除局部皮损就可以达到治疗的目的。而且银屑病患者在进行期，皮肤敏感性增高，简单的外伤、摩擦、注射或针刺正常皮肤后，都有很大可能在正常皮肤处发生银屑病样皮损，这种现象称为同形反应。手术切除必然会对皮肤造成损伤，有很大的机会加重病情，发生同形反应，所以银屑病的治疗一定要规范，切不可追求快速治愈，以免得不偿失。

（误） 38. 脓疱型银屑病是感染所致

认知误区

一些患者认为银屑病皮损出现小脓疱是感染的表现，应打消炎针进行抗感染治疗。

正解 与 忠告

脓疱型银屑病皮损主要表现为在寻常型银屑病皮损或无皮损的正常皮肤上迅速出现针尖至粟粒大小、淡黄色或黄白色的潜在性、无菌性小脓疱，部分可融合成"脓湖"，数周后干涸脱屑，后又出现新的脓疱。除典型的"无菌性小脓疱"外，常见的其他皮损表现如红皮病、皮痛；最突出的全身症状表现为发热，一般高热、中热、低热不等；其次为咽喉、扁桃体肿大，关节肿痛。发病机制与药物、遗传、免疫因素等相关，主要诱因为糖皮质激素使用不当和上呼吸道感染。除此之外，仍有部分为无明显诱发因素而发病者，所以说脓疱型银屑病不一定是由感染引起的，大部分没有上呼吸道感染患者是不需要"打消炎针"抗感染治疗的。脓疱型银屑病患者常需采用综合疗法，目前系统药物主要为维 A 酸类药物、免疫抑制剂等。

对于有上呼吸道感染的患者进行病情评估和实验室检查，必要时可给予抗生素等对症和支持治疗。

误 39. 银屑病与感染有关，用抗生素治疗就可以

？ 认知误区

银屑病患者一感冒病情就加重，感染是导致银屑病的主要因素，应该首选抗生素治疗。

A⁺ 正解与忠告

越来越多的临床证据表明，银屑病的发生与感染密切相关，包括细菌、真菌、病毒的感染。其中点滴状银屑病与急性链球菌性咽炎、急慢性扁桃体炎关系密切，链球菌特异性 T 细胞介导的无菌性抗感染组织反应可导致银屑病的发生，同时该 T 细胞与表皮自身抗原也存在交叉反应。另外，幽门螺杆菌感染也可参与到寻常型银屑病的发生当中，幽门螺杆菌可能通过诱导炎症发生并释放 IL-1、IL-6、肿瘤坏死因子等物质，刺激自身免疫反应破坏机体免疫等。除了细菌感染外，腺病毒、EB 病毒、艾滋病病毒等也可导致银屑病的发生。

对于有明确感染并诱发加重的患者，给予抗生素治疗链球菌、幽门螺杆菌等感染，可快速控制皮损。但银屑病的发病机制与遗传、免疫、感染及环境等多种因素相关，不能盲目使用抗生素，需要医生根据病情制定综合、规范的治疗。

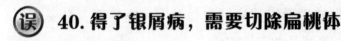

误 40. 得了银屑病，需要切除扁桃体

❓ 认知误区·

扁桃体发炎可诱发银屑病急性发作或复发，以点滴状银屑病为主，切除扁桃体可以治愈银屑病，摆脱皮损困扰。

📄 正解与忠告·

银屑病的发病与遗传因素、感染因素、心理因素及代谢障碍等密切相关。研究证明，咽部 β‑溶血性链球菌感染可以诱发银屑病或引起银屑病症状急性加重，尤其是在青少年患者中。有报道称，约 20% 的儿童银屑病患者在发病前曾患扁桃体炎或上呼吸道感染。

到目前为止，对银屑病无可彻底治愈而不使其复发的特效治疗方法。银屑病的治疗目的在于控制病情、延长复发时间，只有积极有效地控制诱发因素，病情才能得到很好的控制、缓解或临床痊愈。目前，切除扁桃体作为银屑病的一种治疗方案尚有争议，且扁桃体作为人体免疫系统的一个重要组成部分，其特殊的位置及组织结构使它成为人体的"天然屏障"，以"第一道防线"的作用抵抗呼吸道疾病，助力人体免疫系统成长和刺激产生抗体。

银屑病患者选择切除扁桃体时需注意以下几点：①切除扁桃体在某种程度上可以预防银屑病的复发，但并不是所有患者切除扁桃体后都可以控制银屑病病情；②仔细衡量患者银屑病的发病是否与扁桃体有关，即确认扁桃体确实有反复炎症发作，并且银屑病的发病大致与扁桃体炎症的出现相吻合；③选择专业医院，在专业医生的严格评估下做切除扁桃体的决定；④扁桃体切除后要做好术后护理，以防感染，加重病情；⑤在切除扁桃体后，生活中应注意提高免疫力，尽量避免感染；⑥部分患者切除扁桃体后会出现咽部不适等症状，应及时就医，采取治疗措施。

银屑病患者及其家庭应树立对疾病及治疗方案的认识与了解，提高依从性。选择专业医院进行诊治，在综合考虑年龄、疾病严重程度、生活质量及并发症的前提下采纳合适的治疗方案；对是否切除扁桃体持慎重态度，切忌急于求治而加重患者的病情。提高机体抵抗力，避免可能的诱发及加重因素是治疗的关键环节，避免上呼吸道感染及扁桃体炎的发作，建立健全患者健康的心理素质，培养其规律的生活作息时间，合理饮食。

(误) 41. 银屑病患者要输液才能好得更快

(认知误区)

输液比吃药、抹药效果都好，能让银屑病好得更快。因此，能输液就尽量输液。

(正解与忠告)

不少人认为，无论生什么病，输液治疗总是比口服药物治疗好得快。这是错误的观念。对于银屑病患者，首选的、安全有效的药物治疗方式仍然是口服药物、外涂药膏、药浴及光疗等。比如外涂药膏,可以让药物直接接触到皮损部位,使皮损局部的药物浓度最高,从而快速起效。大部分病情稳定的点滴型及斑块性银屑病患者通过口服药物、外用药物可以很好地控制病情而不需要输液。

通常银屑病患者需要静脉输液的指征包括以下4项：①严重的红皮病型或脓疱型银屑病，出现水电解质紊乱；②严重感染；③病情严重，无法口服药物；④需要用的药物只能通过静脉点滴。如无需要，不合理的盲目输液还有引起静脉炎的风险，可谓有害无益。

误 42. 银屑病追求"高效""特效"治疗

❓ 认知误区

银屑病作为一种严重影响美观和生活质量的红斑鳞屑性皮肤病，治疗上要讲究"高效""特效"，以便使皮损快速消退。

正解与忠告

银屑病是一种主要侵害皮肤的疾病，尤其是寻常型银屑病很少侵及内脏器官，虽然严重影响患者的生活质量，但一般不会危及患者生命。

对于银屑病的治疗，目前还没有阻止疾病复发及根治的药物，任何药物或疗法都仅仅是缓解病情，很难从根本上治愈该病，因此不存在所谓的"高效药""特效药"。某些药物或医院打着"高效药""特效药"及"根治"的幌子使用激素或一些副作用较大的抗肿瘤药物治疗银屑病，这些药物在迅速控制疾病的同时往往会出现很强的副作用，或出现短时间控制后迅速反弹的现象，因此，选用任何药物首先要考虑安全问题。

有关研究资料显示，导致寻常型银屑病加重并发展成红皮病的报告中以激素滥用最多。抗肿瘤药物（如乙亚胺、乙双吗啉）治疗银屑病可以引起白血病等严重副作用。甲氨蝶呤是银屑病常用的免疫抑制剂之一，可以有效控制红皮病型银屑病和关节病型银屑病，但治疗的同时也有导致肿瘤及全血细胞减少致死的零星报道。如前几年风行一时的"银屑敌胶囊（含松香酸）"就导致许多患者眼睛失明、急性肝坏死，甚至死亡。因此千万不可因求医心切，急功近利，不能随意使用副作用较大的药物，以免损伤身体。

临床上要根据以下信息来决定治疗方案，选用治疗药物，如患者的性别、年龄以及本次发病的诱因、皮疹受累面积、红斑肥厚程度、脱屑多少、皮疹发生的部位、以前治疗的情况、全身健康状况、药物的近期疗效和远期疗效、药物的副作用和毒性、用药的经济负担，等等。

总之，银屑病的治疗不能单纯地追求所谓"特效""高效"而忽视药物的作用，应该综合评估患者的获益与风险，合理选择治疗方案。

误 43. 只有中医能根治银屑病，西医不行

? 认知误区

西医治表，中医治根，中医能够彻底治愈银屑病。

正解与忠告

　　因为银屑病病情总是反反复复，患者内心承受着巨大的心理压力，所以往往寄希望于中医能够彻底治愈银屑病。银屑病的发病原因极其复杂，它是一种慢性复发性疾病，目前对银屑病的各种治疗只能控制及缓解病情，不能防止复发，也不存在根治。

　　中医认为银屑病是风寒湿热阻于肌肤，蕴结不散；病久耗伤营血，生风化燥，肌肤失养，或流窜关节，毕阻经络，或热毒炽盛，气血两燔而发。治以清热解毒、活血润燥、化瘀消斑、祛风止痒、养阴血以濡养肌肤，使皮肤柔润而白屑消退。

　　虽然中西医是两种完全不同的医疗体系，但它们对该病的治疗各具特色，并均在临床治疗上取得了不错的疗效。建议患者做好下面几点进行自我保健：①解除精神负担，配合心理治疗，尽量避免各种诱发因素；②预防和及时治疗各种感染，如扁桃体、鼻咽部的上呼吸道感染、牙周炎、龋齿、足癣等，避免外伤和皮肤刺激；③生活起居、饮食要有规律，尽量戒烟、少饮酒，注意营养；④保持皮肤清洁滋润。

误 44. 中药安全，治疗银屑病不用定期检查

认知误区

　　中药是我国传统医学的精华，具有历史悠久、药性温和等特点，适合调理银屑病等慢性疾病，且中药多数为天然物质，无毒副作用，长期服用对身体没有伤害，因此在服用中药治疗银屑病期间不用定

期检查。

正解与忠告

中药是我国医学的传统瑰宝,在治疗疾病方面有着特殊的效果。银屑病是一种慢性炎症性皮肤病,种类丰富,类型多样,病因复杂,具有顽固性和复发性的特点,中医中药长期临床实践积累了许多非常有效的治疗方法,对于银屑病患者病情的控制、身体的调理有一定的疗效。

药物进入体内后,需要肝脏、肾脏来参与代谢,增加了肝脏、肾脏的负担。中药虽然多数为天然物质,但临床上并非绝对安全,调查显示,临床上约15%的药物性肝炎是由不合理服用中药导致的。长期服用中药对胃的吸收功能也会产生一定的影响。因此,不能盲目认为中药无副作用,应重视中药对肝肾功能的潜在威胁,在应用单方中药、复方及中成药制剂时,均要注意其可能出现的不良反应。在治疗银屑病期间,需要定期去专业医院复诊并复查肝肾功能等相关指标。

此外,在使用中药时应该注意以下几点:

(1)中药处方必须在医生指导下辨证配伍,按常规剂量使用,切忌随意选用。

(2)购买药材或者照处方抓药时,要选择专业性较强的正规医院及药店。

(3)婴儿、孕妇、哺乳期妇女等特殊人群在使用中药前,应先咨询专业人员,切勿私自用药。

45. 中药能减少银屑病复发

认知误区

中医以中医理论为基础，以辨证论治为原则，在治疗银屑病方面虽然起效较慢，但疗效显著，中药可以对机体整体进行调理，因此可明显减少复发次数。

正解与忠告

中医的治疗方法有中药涂擦、熏蒸、封包、漏渍、药浴、火针、针刺、刺血拔罐、火罐、穴位埋线、放血、淀粉浴、自血等特色疗法。中医以中药为中心，使用多种治疗方法对银屑病进行综合治疗，对一些轻中度的银屑病可以起到一定的治疗作用。部分老百姓遇到慢性病、西医根治不了的病就会寻求中医中药治疗，以求达到调理身体，减少复发，甚至根治的目的。

银屑病是一种由 T 细胞介导的慢性炎症性疾病。虽然中医治疗的手段多样，草药种类繁多，但因中医不能针对银屑病的病因进行治疗，只能起到暂时缓解的作用，理论上讲也不能达到减少复发次数的目的，所以到目前为止尚未发现一种能根治银屑病的药物或方法。

中药种类繁多，成分复杂，目前对单一草药的成分未分析清楚，而且多种药草混合在一起服用，其副作用较成分单一的西药存在更多的不确定性，因此不能盲目信从中医，摒弃西医治疗。

(误) 46. 银屑病皮损发出来就好了

 认知误区。

一些患者认为银屑病和其他个别发疹性疾病一样，等皮损全部发出来，不再增多的时候就好了。

A+ 正解与忠告。

事实上，不论是在西医治疗还是中医治疗的过程中，皮损经过正规治疗都是不会加重的。当有皮损加重时可能是其他诱发因素加重了病情，常见的是服用药物使银屑病加重，表现为原有皮损加重或有新发皮损，且停药后病情仍可进展。目前文献报道的可加重银屑病的药物包括：① β 受体阻滞剂，如心得安、阿替洛尔、美托洛尔等，服用此类药物，会使银屑病患者对治疗药物产生抵抗，增加治疗银屑病的难度；②含金属锂的药物，如碳酸锂、枸橼酸锂等用于治疗躁狂症的药物，长期服用可加重银屑病；③抗疟药，如氯喹、伯氨喹、羟氯喹等，可使原有银屑病加重；④非甾体类抗炎药，如阿司匹林、布洛芬、萘普生等，可加重银屑病，并增加治疗抵抗；⑤血管紧张素转换酶抑制剂，如卡托普利、依那普利、赖诺普利等。

吸烟也可加重银屑病。过去曾吸烟和现正吸烟者会将银屑病的发病风险提高，且现吸烟者尤甚。易患风险还与吸烟频度、强度有关。精神压力被认为是加重银屑病的一个重要危险因素，患者在治疗银屑病时，应对抑郁、焦虑倾向进行心理干预。

误 47. 治疗银屑病的西药副作用大，最好不用

认知误区

　　治疗银屑病的西药，如常见的维 A 酸类药物，对肝肾功能、生殖功能、血脂、血糖有很大影响，副作用很大，能不用就别用。

正解 与 忠告

　　银屑病作为一种慢性、复发性疾病，给患者的经济、心理造成了极大困扰，严重影响患者的生活质量。由于目前病因不明，治疗多样化。轻中度银屑病主要以外用药物、口服中成药、光疗为主，但是对于合并关节症状、红皮、脓疱或大面积斑块等银屑病，单靠外用药物、口服中成药及光疗效果较差。这时我们需要考虑联合使用维 A 酸类药物、免疫抑制剂如甲氨蝶呤或生物制剂等。同时这类药物有较多的不良反应，需要我们在使用前仔细排除相关禁忌。以下主要介绍常用的维 A 酸类药物及免疫抑制剂甲氨蝶呤。

　　维 A 酸类药物适用于重度银屑病，外用疗法或光（化学）疗法无效，单一治疗红皮病型银屑病或脓疱型银屑病以及联合治疗慢性斑块型银屑病。禁用于中度至重度的肝功能损伤，重度肾功能损伤，妊娠和哺乳期妇女，育龄期妇女，在治疗期间和治疗后 3 年内无法保证避孕，无法控制的高脂血症，尤其是高甘油三酯血症，服用可干扰维 A 酸类药物生物活性或可改变其代谢的药物，服用肝毒性药物（如甲氨蝶呤），不可控制的糖尿病，酗酒，患者的依从性不好等情况。

甲氨蝶呤适用于重度银屑病，包括慢性斑片性银屑病（>20%全身体表面积或影响到患者的就业及社交）、脓疱型银屑病（泛发性或局限性）、红皮病型银屑病、银屑病性关节炎（中度至重度）以及严重的甲银屑病外用药物、光（化学）疗法和（或）维A酸类药物治疗无效的银屑病。禁用于肾功能损伤（肌酐清除率小于60mL/min），同时服用可增加甲氨蝶呤血药水平的药物，如甲氨苄啶、磺安甲噁唑，妊娠和哺乳期妇女最近打算生育（男女双方），显著的肝功能异常，肝炎（活动性和/或新发），肝硬化，过量饮酒，严重的贫血，白细胞减少，血小板减少，感染性活动性溃疡，不能配合治疗的患者。

任何药物都有副作用。医生会在符合适应证、排除禁忌证的前提下权衡利弊合理使用。银屑病患者应保持良好的依从性，定期复诊，监测有无不良反应的发生。

（误）48. 激素是治疗银屑病的"神药"

？ 认知误区

糖皮质激素是治疗银屑病的"神药"，可以长期使用。

正解与忠告

糖皮质激素是治疗银屑病的常见外用药物之一，具有抗过敏、抗炎性反应、止痒、抗增生的作用，起效快，效果好，但是不能过度使用。

外用激素对使用的部位也有要求，比如面部及外阴的银屑病不推荐使用激素，激素会导致局部刺激，长期同一个部位外用激素也会引起毛囊炎、皮肤萎缩、毛细血管扩张、体毛变长增粗等副作用，且长期大面积外用激素会导致体内吸收过多，引起糖尿病、高血压、股骨头坏死等内科问题。

此外，在激素的使用过程中应注意以下事项：①不宜长期大面积使用；②使用部位：面部和腋窝、腹股沟等柔软薄弱的部位慎用强效激素；③停药方法：逐渐停药，防止反跳。较长时间使用激素类外用药，突然停用，会引起病情复发，或者比原来损害更加严重，即"反跳"现象。应注意在皮损消退时，不要突然停用激素药，而应该逐渐减少涂药次数，直至停用。

银屑病患者在系统使用激素时要谨慎，应在专业医生的指导下使用，切忌自己乱用、滥用激素，追求短期的疗效。静脉或口服激素不作为治疗银屑病的常规方法。

寻常型银屑病严禁口服或静脉注射激素，可适量给予外用激素，待疾病控制后改为非激素药物。红皮病型银屑病多由寻常型银屑病或脓疱型银屑病转变而来，与外用刺激性较强药物、系统应用糖皮质激素突然减量或停药有关，当出现皮损较重，持续发热时可酌量给予激素控制病情。此时，尽量避免外用激素，以免加重皮损。脓疱型银屑病尽量避免口服或静脉使用激素，如皮损面积不大，可少量给予弱效激素药膏。关节病型银屑病，应尽量避免系统使用激素，避免疾病对关节的损害。

49. 激素是毒药，会导致病情复发

认知误区

外用激素治疗银屑病，停药后皮损反复，可能还会加重，所以外用激素不能用。

正解与忠告

自从 20 世纪 50 年代糖皮质激素首次应用以来，外用糖皮质激素已成为银屑病治疗的主要手段，也是轻度至中度银屑病的一线治疗药物，对有些部位，如屈侧和外生殖器，其他外用药物有刺激时首选外用激素。至少 80% 使用糖皮质激素治疗的患者皮损可消失。事实上，大部分患者外用激素 2 周左右皮损就可以明显改善。众所周知，银屑病本身属于复发性疾病，治疗周期长，持续外用激素不仅可出现耐受，还会引发一系列不良反应，但如果大部分皮损消退后便直接停用外用激素，又可能出现反弹，即银屑病患者口中的"外用激素导致复发"。所以，对长期治疗的患者，建议采用间歇疗法（如每 2~3 天或每周末用药）。当皮损较重时，适当增加使用次数，待皮损好转后逐渐拉长用药间隔，直至皮损完全消退。或者采取联合用药，当皮损得到一定控制后，逐渐减少激素使用次数，然后加用维生素 D_3 衍生物（他卡西醇、卡泊三醇等）、蒽林（地蒽酚、蒽三酚）等其他治疗银屑病的外用药物。

总之，正确地外用糖皮质激素不会导致病情复发。为了更好地控制皮损，又兼顾不良反应最小化，在外用糖皮质激素时，应采取间歇用药或联合用药的方法。

误 50.银屑病治疗绝对不能用糖皮质激素

认知误区

糖皮质激素治疗好得快，复发也快，还会加重银屑病，因此绝对不能用激素治疗银屑病。

正解与忠告

寻常型银屑病的治疗一般不主张长期系统使用糖皮质激素，因其可能会引起副作用，且快速减量或停药后可发生"反跳"现象或诱发严重脓疱型或红皮病型银屑病。但是在重症银屑病如红皮病型、关节型或泛发性脓疱型银屑病中，病情危急时可根据情况酌情考虑使用糖皮质激素，但必须在医生指导下规范使用，并且尽早采取相应措施对抗激素的副作用。糖皮质激素的外用药，因其作用于局部，吸收量有限，所以副作用较内服小，可小范围用于皮损，并建议与非激素类药物交替、联合使用。银屑病时常反复，多与接触诱因后加重、病情本身没有得到良好控制有关，也与不规范用药、过早停药有关。

所以，激素并不是绝对不能用，而应扬长避短，根据患者病情而定，尽量在发挥治疗效果的同时减少其副作用。

51. 银屑病患者不能吃激素药或者打激素针，但是可大量使用外用激素

认知误区

治疗银屑病时不能吃激素药或者打激素针，但是外用激素是可以的，它没有副作用，可以长期放心使用。

正解与忠告

银屑病的常规治疗不系统应用糖皮质激素（包括口服、肌注或静脉给药等方式），但外用糖皮质激素是国际上推荐的寻常型银屑病治疗方案，对于银屑病的治疗是有确切疗效并且相对安全的。值得注意的是，银屑病患者外用激素不是绝对安全的，对于皮损面积大的患者，长期大量外用强效激素经皮肤吸收后进入血液循环，导致类似系统使用激素的副作用，临床上并不少见，如双侧股骨头坏死，四肢皮肤大范围膨胀纹，局部皮肤多毛萎缩，向心性肥胖，血糖、血压升高等。

为了避免外用激素使用不当，建议患者不要自行购买激素药膏长期使用，应定期去门诊复诊，遵医嘱选择合适的强效或弱效激素，同时联合使用维生素 D_3 衍生物卡泊三醇或他卡西醇软膏。皮损好转后可将激素药膏使用频率降低，从而减少激素用量，将不良反应发生率降低，从而达到安全又有效的治疗效果。

（误） **52. 不同部位的银屑病使用外用激素时不用区别**

 认知误区

银屑病外用激素时，全身皮肤的用药方法都一样，不用区别。

正解与忠告

人体不同部位皮肤的薄厚不同、毛发覆盖情况不同，因此，在外用激素时，应根据不同部位皮肤的特点，选择不同的强度、剂型、使用频率和总用药时间。

皮肤柔嫩部位，如面部、眼周、颈部、腋窝、腹股沟、股内侧、阴部等部位皮肤薄，激素吸收率高，更容易产生表皮萎缩、萎缩纹、激素依赖/反跳综合征，应禁用强效、含氟的激素制剂。必须使用时，可以选糠酸莫米松、氢化可的松等中弱效激素，使用频率应低，总用药时间应短。而手、足、背部等部位，角质层较厚，激素吸收率低，可以选择中强效激素。毛发浓密部位，如头皮，可根据皮损的性质选择合适强度的激素，剂型可选溶液、洗剂、凝胶。无毛发覆盖的部位可选择乳膏、凝胶等。

（误） **53. 在皮损部位抹药越多，银屑病好得越快**

认知误区

量变引起质变，外用药物涂抹得越厚、面积越大，皮损才能好得更快，仅皮损部位薄薄地涂一层起不到什么作用。

A+ 正解与忠告

外用药物的疗效与单次使用剂量不成正比，单次使用剂量过大会增加副反应。外用药物的吸收受以下因素的影响：药物或药物前体的分子量大小、药物的亲脂性、有效的药物浓度、药物的代谢作用、载体的成分、解剖部位（吸收率的大小不同，甲＜掌／趾＜躯干／四肢＜面部／头皮＜阴囊）、角质层的厚度、皮肤的水合作用、封包、年龄等。

增加单次使用剂量并不能增加药物经皮吸收率，也不会加快皮损的消退，只能相应增加药物的不良反应。正确的使用方法是在皮损部位涂 0.1mm 薄层，覆盖即可。1g 的软膏可以覆盖 10cm × 10cm 大小的皮肤，1g 的软膏比同剂量的霜剂可多覆盖大约 10% 的面积。指尖单位可量化不同部位软膏用量，由 5mm 直径的药瓶喷嘴挤出涂至食指远端的第三指节，一指尖单位约等于 0.5g。

误 54. 治疗银屑病的外用药物涂抹次数越多，效果越好

? 认知误区

在银屑病治疗过程中，外用药治疗占有重要的地位，局限性皮损外用药治疗有利于控制病情，且具有疗效高和不良反应少的特点，因此外用药每日涂抹次数越多，治疗效果越好。

A⁺ 正解与忠告·

　　银屑病是一种慢性、复发性、炎症性皮肤病，基本损害为红色丘疹或斑块上覆有厚积银白色鳞屑。外用药通过角质层、皮脂腺、汗腺等经皮吸收，到达皮损部位的药物浓度高，对银屑病患者尤其是轻度寻常型银屑病的治疗效果较好。但同时外用药经皮吸收也存在部分隐患，如某些外用药制剂对皮肤有一定的刺激性，可使皮肤出现潮红、脱屑等现象，过敏体质者甚至可引起接触性皮炎。长期使用糖皮质激素会使局部皮肤出现毛细血管扩张和皮肤萎缩。此外，高频率、长时间、大面积、高浓度用药不仅未能充分发挥药效，还可因药物进入血液循环而产生系统性不良反应。

　　银屑病患者使用外用药应注意以下 3 点：①不同药物的涂抹方法及次数不同：如蒽林制剂在用于短时接触疗法时，药物涂抹在皮损上后短时间内洗掉，每天 1 次，糖皮质激素常规疗法外用时，每天 1~2 次；②不同个体、不同部位，外用药物的制剂、浓度不同：如面颈及生殖器等部位皮肤薄，应使用刺激性弱、浓度较低的药物；③2 种外用药联合治疗：如药液与药膏同时用时，应先涂药液，待药液干后，再涂抹药膏，如糖皮质激素联合维 A 酸类药物，可早上外用糖皮质激素，晚上外用维 A 酸类药物。

　　外用药作为治疗银屑病的重要武器，合适的用药方案及正确的用药方法，可使银屑病患者症状减轻，促使其缓解、痊愈，切忌急于求治、自行随意增加用药频率，容易造成病情加重或导致药源性疾病的发生。

误 55. 维A酸类药物治疗副作用大，不能使用

认知误区

吃了维A酸类药物后嘴也干、眼也干，还脱皮，药物副作用太大，不能再吃了。

正解与忠告

维A酸类药物是维生素A的衍生物，在皮肤科应用广泛，其中常用于治疗银屑病的包括外用药他扎罗汀和口服药阿维A。《中国银屑病治疗专家共识（2014）》明确指出，外用糖皮质激素、维生素D_3衍生物、他扎罗汀联合和序贯疗法为银屑病的临床一线治疗，系统服用阿维A对于斑块状、脓疱型、掌跖性、滴状、红皮病型银屑病安全有效。所以，维A酸类药物用于银屑病治疗，其安全性和有效性是毋庸置疑的。

药物副作用是指应用治疗量的药物后出现治疗目的以外的药理作用。系统服用维A酸类药物可能出现的副作用包括皮肤黏膜干燥、致畸及胚胎毒性、血脂升高、肝功异常、神经系统反应等，而外用维A酸类药物可能出现的副作用是局部皮肤的刺激反应，比如发红、脱皮、自觉痒痛。这些药物副作用因人而异，可轻可重，但只要合理用药，定期复诊，监测肝肾功能及血脂的各项指标，外用保湿剂缓解干燥症状，仍然可以继续用于银屑病的治疗。如果患者自觉副作用难以忍受，也可在与医生沟通后，请医生结合病情、权衡利弊，决定是否需要更换药物或减少药物用量。

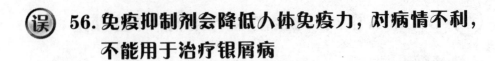

56. 免疫抑制剂会降低人体免疫力，对病情不利，不能用于治疗银屑病

认知误区

免疫抑制剂，顾名思义，对机体的免疫系统具有抑制作用，可抑制免疫反应，导致机体容易受到外界有害物质的侵害，造成机体损伤，对病情不利。因此，银屑病患者不能使用免疫抑制剂治疗。

正解与忠告

银屑病的发病与遗传、环境、免疫等因素有关，多种免疫相关细胞、细胞因子及炎症介质形成致病网。由 T 细胞介导的免疫反应与银屑病的发病机制密切相关，Th1 细胞因子、Th17 细胞因子、Th22 细胞因子及天然免疫细胞因子共同促进并参与了银屑病的发展。免疫抑制剂可通过作用于淋巴细胞，对抗原的识别、淋巴细胞的分化、T 淋巴细胞的增殖、B 淋巴细胞的增殖、细胞因子的产生等产生影响。

临床上有多种类型的免疫抑制剂，如烷化剂、抗代谢类（甲氨蝶呤、硫唑嘌呤）、糖皮质激素类、环孢素、雷公藤类等。目前在临床上，甲氨蝶呤、他克莫司等常用于银屑病的治疗。不同种类的免疫抑制剂作用位点及机制不同，同一药物的不同用法，对各系统器官的不良反应亦不尽一致。

二氢叶酸还原酶拮抗剂甲氨蝶呤可影响核酸的合成，也可抑制中性粒细胞的趋化，具有抗炎和抑制免疫反应的作用，对于病情较重、情况特殊、不适用于其他传统治疗方法的银屑病患者（红皮病型银屑病、泛发性脓疱型银屑病、关节病型银屑病、泛发性斑块状银屑病）疗效较好，系统应用时易产生骨髓抑制、胃肠道反应及肝毒性等副作用。但合适的给药方法（交替疗法或与叶酸间隔服用）可减少不良反应的发生。另外，在给药期间定期监测血常规及肝肾功，可以在一定程度上避免骨髓粒细胞系统抑制反应、胃肠道反应及肝毒性的损害。

钙调神经磷酸酶抑制剂他克莫司具有极强的抑制 T 淋巴细胞活化及增殖的作用，系统治疗对于严重的顽固斑块状银屑病患者有效，但同时对肾脏、血管及骨髓有一定的抑制作用；他克莫司软膏的外用封包疗法对于局限顽固性银屑病效果较好，且较少引起系统性不良影响。

因此，临床上应根据银屑病患者的病情及各种免疫抑制剂的作用特点选用免疫抑制剂，注意给药方法及定期监测，做到既发挥免疫抑制的作用，又避免出现明显的不良反应。

（误）57. 生物制剂能根治银屑病，是"神药"

（？）认知误区

生物制剂不仅很贵，而且是根据疾病的发病机制进行靶向治疗的，应该是可以根治银屑病的神药。

（A+）正解与忠告

银屑病是在多基因遗传背景下由 T 细胞介导的红斑鳞屑性疾

病。生物制剂是利用生物学技术制成的免疫制剂或有生物活性的制剂，其作用机制为模拟或干扰体内某种蛋白分子。目前被美国食品药品监督管理局（FDA）批准的治疗银屑病的生物制剂，根据其作用机制分类如下：①抑制 T 细胞活化制剂：阿法西普、依法利珠单抗；②肿瘤坏死因子 α 拮抗剂：英夫利昔单抗、依那西普、阿达木单抗；③ IL-12/ IL-23p40 亚单位拮抗剂：乌斯奴单抗；④抗 IL-17A 单克隆体：苏金单抗和礼来。

　　生物制剂可以针对发病机制中的某些环节进行治疗，因此可以迅速缓解患者病情，并阻止疾病的进展，因而被患者誉为"神药"。但生物制剂不能根治银屑病，需要长期维持治疗，以使体内的免疫细胞及细胞因子处于正常状态。停药后，体内的免疫平衡再次被打乱，银屑病将再次加重。因此，使用生物制剂也存在停药复发的问题，要取得良好的临床缓解需要长期维持治疗，或者更换新的药物。

误 58. 生物制剂适合所有银屑病患者

认知误区

　　生物制剂效果好，副作用小，适用于所有银屑病患者。

正解与忠告

　　生物制剂在银屑病的临床治疗中具有较好的疗效和安全性，但并不是所有患者都适合使用。患者在应用前应该进行严格筛选，包括皮损严重程度评分和身体系统检查、实验室检查等，排查严重的内科疾病、特殊感染（结核）或严重感染、肿瘤潜在风险等，在医生的评估和监测下使用。

银屑病分为寻常型银屑病、红皮病型银屑病、关节病型银屑病和脓疱型银屑病4种类型。对于面积超过3%的中重度寻常型银屑病，在系统使用免疫抑制剂存在禁忌时可以考虑使用生物制剂，或当一种或多种传统药物不能获得良好的治疗效果时，生物制剂是一种很好的选择。中重度斑块状寻常型银屑病可选用阿达木单抗、英夫利昔单抗、乌司奴单抗等；关节病型银屑病常用阿达木单抗和英夫利昔单抗；红皮病型银屑病和泛发性脓疱型银屑病常用英夫利昔单抗。

但生物制剂存在价格昂贵，易引起感染、肿瘤等问题，如果患者在传统治疗可以取得较好效果的情况下，不建议使用。医生会应根据患者的身体素质、经济情况及疾病的严重程度给予合理的治疗方案，不建议所有银屑病患者都使用生物制剂。

(误) 59. 生物制剂治疗效果好，经济条件允许时应该首选

❓ 认知误区

生物制剂是银屑病治疗的最新药物，疗效非常好，虽然药费很高，但是对于经济条件允许的患者应该首选。

A+ 正解与忠告

生物制剂是银屑病治疗中较新的药物，在中重度银屑病治疗上

具有安全、有效、作用迅速及不良反应少等优点，尤其是对关节型银屑病、红皮病型银屑病等疗效显著。但不同的生物制剂也有不同的适用条件，例如伴有结核感染、肿瘤等患者不能使用生物制剂；不同类型的银屑病所选用的生物制剂也不同；且生物制剂并非"神药"，也可能产生一些副作用，例如诱发感染、肿瘤或其他系统疾病等。

生物制剂价格昂贵，但并不是最贵的药就是最合适的药，是否应用生物制剂并不是由经济条件决定的，而是由患者的病情决定的。一般轻中度的银屑病患者可以靠传统药物治疗达到较好的疗效，如治疗效果不理想可先转诊至上级医院，全面评估患者的病情是否适用生物制剂，并制订合理的治疗方案。

误 60.日晒对银屑病患者没有用处

？ 认知误区

治疗银屑病主要还是靠吃药、打针，日晒没有什么用。

A+ 正解与忠告

适度的日晒可以减轻银屑病皮损。大多数银屑病患者病情呈现冬重夏轻的特点，并与阳光照射有一定关系。银屑病是一种机体免疫紊乱而导致的皮肤病，树突状细胞、T淋巴细胞和角质形成细胞的相互作用是其重要的发病机制。有研究证实，银屑病患者暴露于太阳光下，能够降低树突状细胞的表达，显著降低银屑病皮损面积和严重指数（PASI 评分），这说明太阳光可以改善银屑病病情。因此，晒太阳有助于皮损的缓解，患者在没有条件进行 NB-UVB 等专业光疗的情况下，可以自行居家日晒。需要注意的是，不宜在中午紫外线强度大的时候暴晒，并且日光暴露时间不宜过长，以免晒伤。少数对紫外线过敏的患者，应尽量避免日晒。

误 61. 所有的银屑病患者都可以做光疗

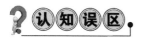

银屑病光疗效果好，所有的银屑病患者都可以做。

正解 与 忠告

光疗虽然是银屑病的一线治疗方法，但并不是所有人都适合做。光疗一般适用于皮损面积较大的寻常型银屑病患者及病情相对稳定的点滴型银屑病患者，对于进展迅速的银屑病，包括点滴型银屑病、红皮病型银屑病及脓疱型银屑病，光疗有可能会诱发疾病加重。对于银屑病性关节炎，光疗不能改善关节症状，因此也不适合。年老体弱、一般状况较差、敏感度差以及瘫痪的患者，不容易表达皮肤感受，容易灼伤，不适合光疗。

如果同时患有红斑狼疮、皮肌炎、着色性干皮病、光敏性皮炎、皮肤肿瘤，以及对光过敏或者同时在服用光敏性药物，应当避免进行光疗。儿童及孕妇应避免使用 PUVA 光疗。

(误) 62. 银屑病光疗可能会引发皮肤癌

 认知误区

紫外线会引发皮肤癌，因此银屑病光疗也会诱发皮肤癌。

正解与忠告

紫外线是指波长在 100~400nm 的电磁波，根据波长的不同，可分为 UVA（长波，波长为 320~400nm）、UVB（中波，波长为 290~320nm）、UVC（短波，波长为 200~290nm）和 VUV（波长为 100~200nm）4 部分。其中 UVC 短波紫外线对人体的伤害很大，短时间照射即可灼伤皮肤，长期或高强度照射还会造成皮肤癌。

目前光疗最常使用的紫外线是窄谱 UVB，其具有抑制免疫反应，诱导体内免疫活性物质释放的作用，对银屑病的治疗起到很好的作用。因窄谱 UVB 治疗方便，效果好，安全性高，被广大患者所接受，妊娠期及哺乳期的女性银屑病患者可以将其作为一线治疗方法。由于光疗的能量低，作用时间短，目前尚未见到导致皮肤癌的相关报道。

(误) 63. 银屑病光疗无效

认知误区

光疗就照几分钟甚至更短时间，不会产生效果，不如打针吃药效果好。

正解与忠告

事实上，医用光疗的仪器不是使用简单的紫外光，而是用波长在 311nm 的窄谱中波紫外线（NB-UVB）。这个波段的紫外线能抑制皮肤朗格汉斯细胞数量、密度，抑制 T 细胞表达前炎症细胞因子 IFN-γ，诱导 T 细胞凋亡，从而减轻皮肤炎症反应。同时，通过改变表皮角蛋白达到改善银屑病角化异常的目的。所以，应用窄谱中波紫外线治疗银屑病是有充分理论依据的，它见效快、疗程短、维持不复发的时间长，副作用也很少，对妊娠妇女和儿童都适用，是一种有效、安全的治疗方法，能最大限度地缓解银屑病皮损而不会导致皮肤灼伤。

由于每位患者对紫外光的敏感度不同，初次在同等剂量的照射下，少部分患者会出现红斑、水疱、瘙痒的症状，此时需要停止治疗，等症状恢复后调低初始剂量再次使用。在银屑病好转时不能马上停止治疗，甚至在临床痊愈的时候都需要进行 1~2 个月的维持治疗，每周 1 次，这样可以显著降低复发率。

特定紫外线波段的窄谱中波紫外线能量低，治疗作用时间短，至今未发现远期皮肤肿瘤的发生。

误 64. 儿童银屑病不能做光疗

认知误区

紫外线对人体伤害很大，儿童银屑病患者不能做光疗。

正解与忠告

儿童银屑病患者可以选择窄谱中波紫外线光疗法（简称窄谱UVB 疗法）。

窄谱 UVB 疗法由于波长单一，防止了紫外线的许多不良反应。UVB 只穿透到皮肤的浅表层，对皮肤深层和内脏没有影响，和晒太阳一样安全，所以只要可以站到光疗舱的孕妇和儿童都可以接受光疗。患者在治疗中需要对眼睛、外生殖器等重要部位进行保护。

需要注意的是，由于儿童皮肤薄嫩，需要合理调整照射剂量和频率，如照射剂量过大或照射频率过高，可引起皮肤局部发红、疼痛等类似晒伤样反应。如果出现发红现象，可暂停照射，待红印消退后继续治疗。

光化学疗法（又称 PUVA 疗法）一般不适用于儿童银屑病患者。

误 65. 银屑病患者光疗几次后，皮损无明显改变说明光疗无效

认知误区

银屑病患者进行光疗治疗初期，患者皮损及症状无明显改善说明光疗对患者病情无效，没有必要再继续进行光疗。

正解与忠告

银屑病是一种常见的红斑鳞屑性皮肤病，是遗传与环境等多种

因素相互作用的多基因遗传病。其治疗通常按照轻、中、重度进行。光疗是治疗银屑病的有效方法之一，尤其是对于其他常规方法治疗效果不佳的中重度银屑病患者，一般采用药物联合光疗的疗效较好。

光疗治疗银屑病主要通过降低 DNA 的合成，诱导患者皮损中浸润的 T 细胞和角质形成细胞的凋亡及抑制淋巴细胞的增生，减少炎症细胞的数量等途径发挥作用。目前用于银屑病治疗的光疗主要有光化学疗法（内服补骨脂素类药物加长波紫外线照射治疗）、BB-UVB(宽谱中波紫外线)、NB-UVB(窄谱中波紫外线)、308nm 准分子激光以及光疗和各类药物联合治疗。

光疗治疗银屑病的疗效与多种因素有关，如患病部位、发病年龄、银屑病类型、光疗剂量与疗程、有无联合药物治疗等。

（1）头面部、指甲、掌跖部位的皮损比较顽固，一般药物治疗效果不理想，有研究报道称，银屑病头部顽固性斑块使用 308nm 准分子激光治疗疗效较佳，甲银屑病及顽固性掌跖部位银屑病强脉冲光疗效果较好。

（2）不同年龄段、皮肤环境对紫外线的敏感性不同，儿童青少年银屑病、妊娠期银屑病、老年患者应在病情评估后实行个体化治疗。

（3）不同类型的银屑病，光疗的疗效也不同，如 UVB 适用于寻常型银屑病而无明显禁忌者，对斑块状银屑病也有效，但效果和缓解期不如 PUVA。308nm 准分子激光对于治疗寻常型局限性斑块状银屑病具有起效快、病程短、不良反应少等特点。

（4）起始剂量、增加剂量、间隔调整剂量是银屑病光疗治疗方案的关键点，不同类型的光疗治疗方案的光疗剂量、更改剂量的时间节点、起效时间、维持方案的治疗时间均有不同之处，应在专业医师指导下进行。

（5）外用药物、系统用药联合光疗，可增强疗效并减少毒副作用，尤其对于单一光疗疗效较差的中重度银屑病患者，可给予联合疗法。

因此，银屑病患者进行光疗治疗初期，患者皮损无明显改变不能说明光疗治疗无效，应在医师的指导下根据患者银屑病的分型和分期、病情严重程度、皮损部位、耐受性、年龄、性别、配合度等制订个体化光疗方案，并需注意光疗治疗的不良反应。当然，也有极少数患者对光比较敏感，会出现照光后疾病加重的情况，此时应该停止光疗。

误 66. 消毒用的紫外线也可以治疗银屑病

？认知误区

银屑病光疗用的是紫外线，消毒用的灭菌紫外线也是紫外线，所以，可以用灭菌紫外线来治疗银屑病。

A+ 正解与忠告

消毒用的灭菌紫外线与治疗银屑病的光疗紫外线波长不同，不可替代使用。

紫外线通常是指波长在 100~400nm 的电磁波，可分为 UVA（长波，波长为 320~400nm）、UVB（中波，波长为 290~320nm）、UVC（短波，波长为 200~290nm）和 VUV（波长为 100~200nm）4 部分。现在广泛使用的银屑病光疗法主要包括窄谱中波紫外线光疗法（简称窄谱 UVB 疗法）和光化学疗法（简称 PUVA 疗法）两种，使用的紫外线分别是 UVB 和 UVA。而消毒用的杀菌灯发出的灭菌紫外线是 UVC 短波紫外线，对人体的伤害很大，短时间照射即可灼伤皮肤，长期或高强度照射还会造成皮肤癌，因此不能用于光疗。

误 67. 银屑病患者做光疗不如直接晒太阳

❓ 认 知 误 区。

光疗可以治疗银屑病，光疗利用的是紫外线，太阳光中也有紫外线，所以直接晒太阳就能治疗银屑病，不用花钱做光疗。

正解 与 忠告。

如今光疗已成为银屑病治疗的主要方法之一，窄谱 UVB（波长为 311~313nm）是当前最有效的光疗方法。308nm 准分子激光可用于局限性银屑病的治疗。光疗适用于中、重度银屑病，作为单一的一线治疗或联合治疗方法。虽然太阳光中也有紫外线，但是这个紫外线并不等同于光疗的窄谱中波紫外线。

太阳光中的紫外线被人为地划分为 UVA（波长为 400~315nm）、UVB（波长为 315~290nm）、UVC（波长为 290~200nm），抵达地球表面的紫外线超过 95% 为 UVA，所有的 UVC 和大多数的 UVB 被大气层中的氧气和臭氧吸收。治疗银屑病的光疗使用的是窄谱 UVB，可见这不是太阳光能替代的。且患者光疗时需要做防护，如遮盖眼、生殖器等部位，每次根据个体反应调节光疗剂量等，绝不是盲目日晒。过度的日晒还可引发晒伤、光老化以及一系列日光诱发的皮肤肿瘤。当然，这并不代表银屑病患者不能晒太阳。患者可以选择适当的日晒时间，如在紫外线照射强度较低的清晨、午后。适度的日晒对皮肤健康有积极的作用。

（误） 68.银屑病患者不需要补充维生素

❓ 认 知 误 区

银屑病患者不是因为缺乏维生素，所以不需要补充微量元素及维生素。

✒ 正解 与 忠告

银屑病的发病原因至今不清楚，相关因素涉及遗传、感染、免疫紊乱、神经精神因素等。微量元素以及维生素是人体内维持细胞正常新陈代谢的一类化学物，微量元素有钙、铁、锌、硒等，维生素包括维生素 C、B、E、A、D、K 及叶酸等。有资料显示，银屑病患者微量元素以及维生素缺乏并非是原发性的，而是由于消耗状态产生的继发性缺失，故银屑病不是由微量元素或者维生素不足引起的。

许多银屑病患者出现缺乏某些微量元素或者维生素的现象，适当补充对疾病的康复有好处。微量元素种类繁多，其中，锌作为人体内一项重要的微量元素，能特异性歧化超氧阴离子自由基，保护细胞免受过氧化的损伤。同时，锌与多种酶活性相关，对体内氧自由基的清除起重要作用。有研究表明，银屑病患者血清及头发中锌的含量明显低于正常人，故患者可以适量补充锌等微量元素。维生素家族中的维生素 D，对银屑病的治疗意义重大。有研究发现，维生素 D 缺乏在银屑病患者中普遍存在。维生素 D 治疗银屑病的口服药以骨化三醇为主，外用药物如卡泊三醇，均在临床上取得了令人满意的疗效。另外，维生素 C 可以参与氨基酸代谢，改善其代谢过程，对银屑病起治疗作用。关于钙剂，虽然银屑病不是由缺钙引起的，但是银屑病会造成钙流失，因此补充钙剂对疾病有积极作用。需要注意的是，在服用维 A 酸类药物时应适量。建议患者多食蔬菜水果，或者在医生指导下服用补充微量元素及维生素的药物，并配合其他治疗银屑病的药物，规范治疗，勿过分依赖或者拒绝某一类药物。

误 69. 银屑病患者用药后好得慢是因为不对症

❓ 认知误区

银屑病是一种皮肤病，患者用了医生开的药，皮损应该几天就下去了。要是用药后皮损短期内不能消退，是因为医生开的药不对症，需要立即换药。

A+ 正解与忠告

银屑病是慢性、复发性疾病，目前无特效根治方案，但用药可控制症状，缓解病情，但是不能一味在短时间内追求显著疗效。用药时间长短与银屑病分型、严重程度、治疗方案及全身一般状况等因素密切相关，个体差异较大，不能一概而论。

银屑病包括寻常型、关节病型、脓疱型、红皮病型，其中寻常型又包括慢性斑块型、点滴型，如门诊最常见的点滴型银屑病，其治疗较斑块型容易，用药相对简单，疗程相对较短。而即使同为斑块型，也要根据其受累面积大小、红斑颜色、皮损的厚度及鳞屑的多少进行 PASI 评分以评价其严重程度，病变程度越重，治疗难度越大。不同的分型、不同的评分，结合患者自身状况给予的治疗方案不同，必然也有不同的疗程。同时，患者的一般状况，如营养水平、有无其他重要脏器损害等，以及患者的自身依从性、经济状况等都对疗效有极大的影响。医生会根据患者的综合情况，制订个性化的治疗方案。

总之，银屑病本身的特点以及影响疗效的众多因素决定了银屑病的治疗是长期的，不能以皮损消退的快慢评价药物是否对症，切勿急于求成。

⑩ 70. 银屑病皮损增多说明治疗方案有误，必须更换"全新"方案

❓认知误区

部分银屑病患者在治疗过程中，皮损出现增多，说明原来的治疗方案不正确，必须更换全新的治疗方案，之前用的药物和治疗方法不能再用。

正解与忠告

加重银屑病的原因有很多，如感染、劳累、饮酒、吸烟、焦虑、

抑郁、饮食不当、寒冷、潮湿环境的刺激、季节变化等。当用药期间皮损仍有增多时，首先要注意有没有上述常见的加重皮损的原因，并及时避免或去除这些因素。当上述因素排除后，才考虑是不是治疗方案不正确。如果患者皮损类型基本未变，发展也不是很快，只有少量的新发皮损，说明原来的治疗方案并非不合适，在去除病因后可以继续按原方案治疗；如果患者皮损类型有变化或者发展较快，有很多的新发皮损，在去除诱因的基础上也要考虑调整治疗方案。但是否调整、如何调整，需要专业医生来判断。

㊌ 71. 治疗银屑病时，同时服用治疗其他疾病的药物不用告知医生

❓ 认知误区

银屑病患者用药多以中成药加外用药为主，同时服用治疗其他疾病的药物与治疗本病不冲突，不用告知医生。

A+ 正解与忠告

首先，有一些药物是可以诱发和加重银屑病的，如 β 受体阻滞剂（美托洛尔、普萘洛尔、索他洛尔、噻吗洛尔）和非甾体类抗炎药（乙酰水杨酸、布洛芬、塞来昔布）、抗疟药、锂盐等，如果目前正在服用这些药物，一定要告知医生，让医生根据患者情况判断是否需要停药。

其次，普通银屑病患者一般不系统应用（口服、肌肉注射、静滴）

糖皮质激素，因为容易出现停药反跳，严重的甚至会向红皮病型或者脓疱型银屑病转换。如果正在应用此类药物，需告知医生，听从专业指导，酌情减量停药或者使用其他药物代替。

再次，丹青胶囊、复方青黛胶囊以及其他常用的中成药或者中药，可引起极少数患者肝损伤，如果同时服用其他一些可能造成肝损伤的药物（除明确标注可能引起肝损伤副作用的西药外，还要特别注意一些副作用不清楚的中药、中成药），会加重肝脏负担，因此一定要告知医生，让医生酌情换药，并定期检查肝功、加用保肝药物等。

最后，很多银屑病都适合光疗，但如果在应用光敏性药物（如四环素类、磺胺类、吩噻嗪类、雌激素等）时，一定要告知医生，明确是否能行光疗。

综上所述，在治疗银屑病的同时，如果还同时应用其他药物，一定要告知医生，让医生明确该药是否需要继续应用、治疗方案是否需要调整，以免造成不良后果。

误 72. 银屑病甲无须检查与治疗

❓ 认知误区

虽然许多银屑病患者都伴有甲损害，但是银屑病甲除了不美观之外，没有其他影响，不需要检查和治疗。

A+ 正解与忠告

银屑病甲表现多样，最常见、最轻的症状是甲板上的点状凹陷，甲板不平，同时失去光泽，除此之外，还可表现为白甲、油甲、甲纵嵴、甲横沟、甲浑浊、甲肥厚、甲游离端与甲床剥离或者整个甲板畸形，甚至全甲毁损或者缺如。甲损害严重者指（趾）甲易发生外伤，出现疼痛、出血或者继发感染。

银屑病甲有时与甲真菌病（即甲癣、灰指甲）表现类似，不易鉴别，有时也可以合并甲真菌感染，此时需要进行真菌相关检查，如真菌镜检、真菌免疫荧光检查和真菌培养。少部分银屑病患者仅有甲损害而无皮肤损害，极难诊断，必要时可行活检以明确诊断。

银屑病甲损害不仅影响手足美观，严重时影响手部功能，影响患者的日常活动，还会影响患者的日常交际，给患者带来极大的心理压力。此外，甲损害还可作为银屑病病情加重的标志之一，能为早期系统治疗提供依据。因此，甲损害的治疗不容忽视。

对于银屑病甲的治疗，合并其他表现者以系统用药治疗为主，局部应用糖皮质激素为辅；仅表现为甲损害者，治疗难度会更大，因为系统用药代价相对较大，而局部用药往往效果欠佳。有文献报道，局部紫外线光疗加糖皮质激素效果尚可。

（误）73. 头部银屑病一定要抗真菌治疗

❓ 认 知 误 区

银屑病若发生于头皮，容易引起脱发，影响患者外形，需要抗真菌治疗。

正解与忠告.

头部银屑病常表现为边界清楚、覆有厚层鳞屑的红斑，有时融合成片，皮损处毛发由于厚积的鳞屑紧缩而呈束状，犹如毛笔，但毛发正常，不会引起断发、脱发。头皮银屑病与真菌感染导致的头癣没有相关性，一般不需要抗真菌治疗。但如果患者自觉瘙痒加重，伴有油腻性鳞屑，应注意是否合并马拉色菌感染。若合并马拉色菌感染，可选用含有抗真菌成分（如酮康唑等）的药物或洗发水，该药物能有效抑制真菌滋生，对皮损有一定的治疗效果。

误 74. 儿童得银屑病无药可用

❓ 认知误区.

由于儿童的皮肤结构及器官功能尚未完善，抵抗力和免疫力较差，使用药物有很大副作用，可能会影响儿童的生长发育并使皮肤受到外界刺激和损伤，故儿童得银屑病不能用药。

正解与忠告.

儿童银屑病皮损以寻常型、点滴型为主，关节炎及甲损害的发生明显少于成人银屑病。儿童非寻常型银屑病以脓疱型为多，而成人则以红皮病型居多。儿童银屑病通常不直接危及儿童的生长发育，但疾病消耗会引起体质下降，间接影响生长发育，所以需要治疗。

儿童银屑病的治疗必须以患儿的年龄、病情严重程度和药物的不良反应为基础，采取个体化治疗方案，选择合适的方法，慎重考虑药物的安全性及有效性。一般而言，轻型银屑病采用局部治疗即可控制病情发展；中重度（临床症状严重、病情进展较快以及对局部药物治疗效果不佳的患者）需考虑系统治疗。近些年来，健康教育成为儿童银屑病治疗的重要部分。

（1）局部治疗　轻中度患儿常规应用润肤保湿剂。卡泊三醇常作为轻度至中度儿童银屑病的一线治疗药物，需要时可联合弱效至中效的糖皮质激素治疗。他克莫司软膏用于面部及褶皱部位银屑病的治疗。

（2）内服用药　全身疗法一般仅用于泛发性脓疱型、红皮病型、关节病型或其他治疗无效的重度银屑病患者，并且必须进行长期监测。儿童银屑病的发病与链球菌和葡萄球菌感染息息相关，有链球菌感染的点滴型、脓疱型银屑病患儿，选用抗生素辅助治疗是必要的。甲氨蝶呤可以抑制角质形成细胞的增殖、单核巨噬细胞的活化，抑制炎症细胞游走而发挥作用，但可能会出现肝功异常及恶心、呕吐等胃肠反应，用于儿童银屑病治疗时需定期监测肝功。维A酸类药物具有抑制细胞增殖、促进细胞分化、抗炎等作用，可作为治疗儿童银屑病的二线用药（需定期监测肝功）。环孢素可抑制T细胞活化及淋巴因子释放，可用于治疗极严重的患儿。生物制剂在儿童银屑病治疗中的应用目前尚在研究中。

（3）光疗　窄谱UVB对于外用药物治疗抵抗、皮损面积较大（＞15%）或局限性掌跖脓疱性银屑病患儿，尤其是近青春期的较大患儿是一种较为安全、有效的方法。

（4）健康教育　良好的健康教育可以缓解患儿的心理压力，

减少疾病对患儿心理发展及发育的影响。

（误） **75.儿童银屑病发病和成人相同，治疗也一样**

（？）**认知误区**

　　儿童银屑病与成人相同，因此治疗也一样，大人用的药也可以给儿童使用。

正解与忠告

　　银屑病可发生于任何年龄阶段，儿童亦可发病。儿童银屑病的临床表现与成人相比不典型，最常见类型为寻常型（点滴型），婴儿期尿布部位银屑病皮损较常见。由于儿童易患呼吸道感染、扁桃体炎等疾病，容易导致银屑病反复发生或加重。儿童发病与成年人不同，在治疗时许多药物均不适用，因此不能将成年人的药物直接或减量用于儿童。事实上，儿童发病多为初次发病，一般对治疗的反应较为敏感，儿童银屑病患者治疗效果虽然存在个体差异，但初次发病后若得到及时、正规地诊治，预后较理想。但患儿若不注意改善生活方式、减少复发诱因（上呼吸道感染等），再次复发的银屑病因受年龄的限制，很多药物不能使用，会造成治疗困难。因此，早期诊断和治疗对儿童银屑病患者至关重要。家长一旦发现儿童出现皮疹，切勿"病急乱投医"，应尽早在正规医院诊治，以期取得更好的疗效。

76.孕妇得了银屑病，什么治疗方案都不行

❓ 认知误区

孕妇得了银屑病，任何治疗都会影响宝宝，什么治疗方案都不能用，只能硬扛。

🅰️ 正解与忠告

孕妇得了银屑病后，有以下治疗方案可以选择：

（1）润肤剂与保湿剂作为简单安全的外用药，可以减少患者皮肤的瘙痒、干燥和脱屑，不良反应少，为妊娠期银屑病患者的常用一线药物。

（2）研究表明，局部外用激素并不会增加胎儿畸形、早产及死胎的风险，可以在医生的指导下选择使用。

（3）窄谱紫外线 UVB 光疗对于孕妇也是安全有效的。需要注意的是，高累积剂量 UVB 会引起叶酸降解，因此孕妇在光疗期间应补充叶酸并定期检测其浓度。

🈲 77.银屑病复发时自行买药就可以，不用去医院

❓ 认知误区

银屑病是一种常见的慢性、炎症性皮肤病，具有久治不愈、逐年迁延复发的特点，在银屑病复发时，可根据之前治疗的方法自行买药治疗，没有必要去医院诊治。

正解与忠告·

银屑病是一种由多种因素引起的皮肤病，目前尚无根治办法，多数患者每年发作且多为冬季复发或加重，夏季减轻。

引起银屑病复发的原因主要有：①不正规治疗：患者没有采取正规的治疗是病情反复发作的最主要原因；②感染因素：包括病毒感染、细菌感染（尤其是上呼吸道的链球菌感染）以及微生物感染；③外伤因素：外伤会引起皮损处产生银屑病；④精神因素：包括应激、精神压力的变化及睡眠质量，精神因素对免疫系统和内分泌系统的影响，会致银屑病皮损产生一定的变化；⑤吸烟与饮酒：吸烟主要为男性患者的影响因素；过度饮酒会引起血管通透性增加，使中性粒细胞大量游出，向表皮浸润，加重皮损。

银屑病反复发作会严重损害患者的身心健康，误诊、误治还可造成寻常型银屑病病情加重或者转换成其他特殊类型的银屑病，如红皮病型银屑病，并引发营养不良、关节损伤、继发性的感染、心力衰竭以及肝肾等脏器损害等并发症，严重时可危及生命。

患者病情反复发作时应及时到正规医院进行诊治，在专业医生的指导下，明确诊断、确定病情（银屑病分型、分期、有无并发症），根据银屑病病情分型、分期，并充分考虑特殊人群治疗方案的安全性和温和性，衡量药物的毒副作用（如治疗银屑病常用的维 A 酸类药物，除存在肝功能损害、血脂增高等不良反应外，还有致畸性，育龄期女性使用后 2 年内应避免生育），进行综合、个体化治疗。同时应注意在日常生活中尽量避免感染、外伤、潮湿、熬夜、精神刺激、饮酒、吸烟、刺激性食物等影响因素，预防疾病复发。

⑧ 78.银屑病可以通过吃药预防

 认知误区

银屑病是一种慢性、复发性疾病，在疾病缓解期可以口服相应的药物，以达到预防银屑病复发的目的。

正解与忠告

银屑病作为一种慢性、复发性疾病，目前病因不明，某些因素可导致易感个体产生银屑病，这些因素包括体外、体内诱发因素。体外诱因包括季节变化、寒冷、潮湿的环境、外伤等。体内诱因有感染，包括细菌、病毒和真菌感染，尤其是链球菌感染，特殊的如 HIV 感染；低钙血症；精神紧张；药物，尤其是锂剂、干扰素、β－受体阻滞剂、抗疟药，或不适当地使用糖皮质激素；肥胖、吸烟、饮酒等。

预防银屑病的复发应从诱因入手，依靠口服某种药物不能起到预防复发的目的。

那么，作为银屑病患者应如何正确预防疾病复发呢？

（1）注重心理健康，保持心情舒畅　银屑病是公认的身心性皮肤疾病，鉴于银屑病引起的躯体痛苦远不如心理痛苦大，而且心理痛苦会诱发加重病情，故加强心理治疗，提高患者的生活质量是治疗的重要内容。

（2）消除慢性病灶，预防各种感染　与银屑病发病关系最为密切的感染因素是扁桃体炎、咽喉炎及上呼吸道感染，常可诱发点滴型银屑病反复发作。其他的慢性感染，如中耳炎、支气管炎、肾炎、肠炎等也可促发银屑病，积极控制或预防感染可有效防止银屑病复发。

（3）避免皮肤外伤，保持清洁滋润　　皮肤损伤后，在损伤部位可发生银屑病。另外，北方银屑病发病率高于南方，这可能与北方天气寒冷干燥有关。

（4）合理饮食，少食"辛辣油炸"食物　　不少银屑病患者过多食用辛辣食品后会诱发或加重病情，这些刺激性的食品可扩张和增加血管通透性，导致炎症反应的发生。

（5）形成良好的生活习惯，戒烟禁酒　　养成良好的生活作息，锻炼身体，戒烟禁酒，提高机体免疫力。

误 79. 银屑病患者免疫力差，要多吃保健品

❓认知误区

银屑病是由免疫力低下引起的，保健品功能繁多，可以提高患者的免疫力，减少复发，因此要多吃。

正解与忠告

银屑病是多种免疫细胞共同参与的慢性、复发性皮肤病，目前发病机制并不明确，与遗传、感染以及免疫等多种因素相关。其中在免疫机制中，银屑病患者存在免疫细胞功能紊乱及细胞因子表达异常的现象，这是由于免疫系统应答障碍、免疫细胞缺失或功能低下导致的，而不是因为免疫力差引起的。

保健品是指具有特定保健功能的食品，能调节人体的机能，是

人体机制调节剂、营养补充剂，只适合特定人群，营养价值并不一定很高。银屑病患者特别是红皮病型银屑病患者以及其他类型的银屑病患者出现大量脱屑时，在食用牛奶、鸡蛋等高蛋白食物的同时，可以食用一些优质的蛋白粉补充营养。

（误）80. 银屑病患者饮食要清淡

？ 认知误区

吃鱼虾、鸡蛋、肉会加重银屑病，因此饮食一定要清淡。

正解与忠告

银屑病患者往往表现为皮肤脱屑。正常人的皮肤更新周期至少为 28 天，也就是角质形成细胞从基底层开始分裂、生长，直至表皮最外一层形成角质层的过程需要一个月左右，而银屑病患者的皮肤更新周期一般为 3~4 天，短的甚至 2 天更新一轮。皮肤的形成需要蛋白质，银屑病患者的皮肤不断合成、不断脱落造成了蛋白质大量丢失，有的患者因为病程太长、丢失蛋白过多而呈现消耗状态，出现低蛋白血症，在这种情况下补充蛋白是十分必要的。如果饮食过于清淡，患者丢失的蛋白补充不足，会影响病情的康复。

但是，补充蛋白质要适量，并不能简单地认为补充蛋白就等同于"大补"。要注意控制高热量、高脂肪食物的摄入，如肥肉和荤油摄入过度会引起肥胖；动物的内脏、脑等食物胆固醇含量高，摄入后会影响人体血液中胆固醇水平，增加代谢综合征的危险性。这类"大补"食物一定要远离。保健品种类繁杂，成分不清，故也不推荐患者食用。

对于银屑病患者而言，瘦肉、蛋类、奶类、豆制品等非常适合用来补充蛋白质，推荐摄入。切忌盲目忌口，对疾病的治疗及康复产生不良影响。

误 81. 银屑病患者要忌食"发物"

❓ 认知误区

银屑病患者食用辣椒、鱼虾、牛羊肉等发物会诱发和加重皮损，加重瘙痒症状，给治疗带来困难，所以凡是"发物"都要忌口。

正解 与 忠告

银屑病患者在一定程度上确实需要忌口，因为某些食物会给部分患者带来病情复发或加重的痛苦，但凡是"发物"都要忌口，则显得过于盲目。"忌口"的正确态度应该是有选择地忌口。比如哪一种食物对自己的病情有不良影响，就忌哪一种。一般来说，酒类对患者的影响较大且较重，不少患者都因为饮酒而使皮损恶化或者导致疾病暴发，因此应予以禁止。辣椒、花椒、大蒜等辛辣刺激性食物据文献报道并不能作为诱发银屑病的主要危险因素，当然也有小部分患者因食用辛辣刺激性食物诱发银屑病的情况，但更多的是因为食用此类食物中的添加剂加重了病情，因此银屑病患者应忌食此类食物或相关添加剂。其他如牛羊肉、鱼、虾、螃蟹、牛奶、鸡蛋、韭菜、海带、紫菜等，有少部分患者食用后出现病情加重，应予以注意。对于弄不清楚哪种食物会诱发或者加重自己病情的患者，可采用以下方法：

（1）回忆评估法 努力回忆病情恶化前一段时间内的主要食谱，估计出最可疑的食物。

（2）食物排除法 通常在回忆评估法的基础上进行。先吃比较清淡或最不被怀疑的食物，以后每 4 ~ 5 天添加一种食物，把最可疑的食物放在最后吃。这样，当加上其中一种食物后出现病情恶化时，该种食物就是应被"忌口"的。

（3）食物记录法 将每餐所吃食物的种类都记录下来，当病情恶化时，即可根据食物种类、进食的时间以及与病情恶化的关系分析判断出需要"忌口"的食物。

（误）82. 大量喝（绿）茶能治疗银屑病

？ 认知误区

茶作为一种饮品，长期以来以健康著称，受到人们的推崇，尤其以绿茶名气最大。因此，喝茶对健康有好处，银屑病患者应大量喝绿茶。

A+ 正解与忠告

有观点认为，银屑病是血管依赖性疾病，病理上表现为血管内皮细胞增生、毛细血管床扩张，以及毛细血管通透性增加。绿茶的主要成分是茶多酚，可以阻碍促血管生成因子的作用，对血管生成起抑制作用，故推测其可能通过抑制微血管异常增生的方式控制银屑病患者的病情。另外，茶多酚本身可以清除体内过多的氧自由基，抑制病原菌。从绿茶本身的功能来看其对人体有一定好处，但是并无确切证据证明绿茶对银屑病的治疗有效。仅有资料显示，银屑病患者喝一些比较清淡的茶水不影响病情。但是，可以明确的是，患病期间并且正在服用药物的患者应避免喝茶，因为部分药物成分会与茶水成分发生反应，影响药效。

误 83. 烟酒对银屑病无影响

❓ 认知误区·

抽烟、饮酒仅仅属于不健康的生活习惯，对银屑病的发生发展基本没有影响，不用刻意改正。

正解与忠告·

银屑病临床表现复杂，病因未明，发病机制尚未明确，与遗传、感染、免疫紊乱、神经精神因素等相关。因此，感染、外伤都属于银屑病患者的禁忌。感染往往是银屑病患者发病或疾病加重最常见的诱因；外伤既有可能造成感染，也可以发生同形反应，即外伤的部位发生银屑病。

在日常生活中，银屑病患者还需要有健康的生活习惯，按时作息，远离烟酒。目前认为饮酒是银屑病发病的危险因素，并且饮酒量与疾病严重程度相关。另外，酒精在体内的代谢主要通过肝脏进行，饮酒会加重肝脏负担，而治疗银屑病的药物也主要经过肝脏代谢，因此戒酒对银屑病的治疗有积极作用。正在进行口服药物治疗的患者一定要戒酒，保护肝脏，定期检查肝功，以便积极治疗。

吸烟同样会对疾病的治疗产生不良影响。有研究认为，吸烟是银屑病发病的重要危险因素，吸烟量及吸烟史与银屑病的严重程度相关，对女性患者的影响高于男性。吸烟会刺激咽喉及呼吸道，引起慢性炎症，产生感染灶，影响机体免疫，从而加重病情。另外，吸烟可以刺激中性粒细胞活化后过氧化物的代谢，增加炎症反应的氧化代谢物和酶的释放，加重银屑病的表现。

基于烟酒对银屑病的不良影响，银屑病患者应当戒烟、戒酒，规范治疗，长期保持健康的生活方式，避免疾病复发。

误 84. 银屑病患者无须控制体重

认知误区

银屑病和肥胖没有关系，肥胖不会影响银屑病的病情进展和疗效，所以银屑病患者无须减肥。

正解与忠告

银屑病是一个全身性、慢性、炎症性疾病，除了皮损以外，还经常合并代谢综合征。代谢综合征是一组以肥胖、血脂紊乱、高血糖、高血压、高尿酸等为特征的症候群，银屑病患者中代谢综合征的患病率较普通人群更高。

肥胖作为代谢综合征的主要特征之一，是银屑病的独立危险因素，并可能加重血脂、血糖、血压等代谢功能异常，对银屑病的发病和进展都有负面影响。研究发现，银屑病患者的肥胖率高于正常人群，肥胖患者的病情重于体重正常患者，而且病情轻重程度和体重指数呈正相关，减轻体重可以缓解银屑病患者的病情。脂肪组织不仅是能量储存中心，并且具有强大的内分泌功能，其分泌的脂肪因子参与多种代谢过程的调节，肥胖患者的脂肪组织中抗炎性脂肪因子和促炎性脂肪因子的表达失衡（如 TNF-α、IL-6 表达上调）、缺氧环境、免疫细胞浸润等，会引起慢性炎症状态，促进银屑病的发病或病情恶化。

此外，肥胖的银屑病患者容易发生间擦部位皮肤的摩擦、创伤和多汗等，诱发同形反应，加重银屑病。肥胖不仅影响银屑病的发病和病情，还可能影响其治疗效果。与非肥胖的银屑病患者相比，肥胖的银屑病患者对系统治疗效果不佳。银屑病患者应早期筛查血脂、血压等代谢异常，控制体重，积极减重，改善机体代谢状态，从而使银屑病得到更好的控制和治疗效果。

误 85. 银屑病会遗传给后代

❓ 认知误区

银屑病具有遗传性，父母得银屑病，孩子也一定会得。

正解 与 忠告

银屑病的病因和发病机制至今尚未完全清楚，只能说是遗传因素与环境因素等多种因素相互作用的疾病。临床实践已经证明，银屑病常有家族聚集现象，并有遗传倾向。国内外多项研究表明，银屑病患者的家庭中，一、二级亲属患银屑病的概率要高于一般人群，说明遗传因素是银屑病的重要致病因素之一。但这并不是说父母有银屑病，他们的子女就一定会得银屑病，适婚男女不必因为患有银屑病而背负过大的心理压力。家族中没有银屑病史的人也可能会得银屑病，有很多的银屑病患者均为散发病例。

至今为止，已发现有许多银屑病的易感基因位点，但基于遗传学改变的功能研究，遗传因素与环境因素的相互作用及其与银屑病发病的关系仍处于研究阶段，尚未应用于银屑病的诊断中。

误 86. 怀孕会加重银屑病

? 认知误区

怀孕的时候银屑病的皮损会加重，而且更难治疗。

正解 与 忠告

有文献报道，40%~60% 的女性银屑病患者在怀孕期间病情有所好转，尤其是在怀孕初期，可能与孕激素的升高引起机体免疫改变有关，但是也有 10%~20% 的患者在怀孕期间银屑病会加重。因此，女性银屑病患者不用过分担心怀孕会加重疾病,但是如果考虑备孕,要尽可能控制疾病发展,并且对于某些治疗药物(维A酸类)必须停用一段时间之后再怀孕,这样既能够控制银屑病的发展,也避免了银屑病的治疗用药可能对胎儿造成的不良影响。银屑病好发于青年,许多女性患者都会遇到结婚生子的问题,建议放松心态,如有相关的疑问应尽早和专业医生沟通,一起找到适合的方案,例如联合外用保湿剂及UVB光疗等。

误 87. 银屑病患者怀孕一定会影响胎儿发育

? 认知误区。

银屑病一定会对胎儿发育产生影响,也会遗传给孩子,因此银屑病患者不能怀孕。

正解与忠告。

不少银屑病患者为育龄期的女性,她们对疾病是否会影响怀孕感到困惑与焦虑,担心自身疾病对胎儿发育有影响而不敢怀孕。其实这种过分的焦虑和担心是没有必要的。

孕期女性由于性激素水平升高,银屑病往往会得到改善,即妊娠期母体免疫系统和激素水平改变对银屑病病情改善起积极作用。但是银屑病妇女免疫紊乱、孕前肥胖、吸烟、患抑郁症、多囊卵巢综合征、代谢综合征比例增加,破坏胚胎发育所需环境条件,影响胎盘功能,会对妊娠结局造成不良影响。若经过有效治疗,患者状况良好，孕前免疫系统并未发生紊乱，且肥胖、抑郁等情况未发生，是可以规避对胎儿发育带来的影响的。即银屑病并非"血液病"，不会通过血液对胎儿产生影响，并且银屑病的遗传学并非指该病一定会遗传给子女。该病的遗传性是说父母中有一人患银屑病，其子女发病率会较一般人高，双亲均患有银屑病的子女发病率更高，但不能通过孕期发疹的情况来判断子女的发病可能性。具有遗传背景也并不意味着银屑病患者的子女一定会发病，这是因为疾病的发生不完全由基因决定，还和环境相关。有些人虽然携带致病基因，但是并没有临床表现，与常人并无差异。因此，女性银屑病患者不用担心发病的时候怀孕一定会遗传给下一代；相反，怀孕时不发疹的患者也不能掉以轻心，不能认为后代完全不具备发病的可能。

一般建议银屑病患者在病情得到控制后怀孕，以规避疾病带来的风险。另外，治疗银屑病的药物（如激素及维 A 酸类药物）会影响妊娠，需要在医生的指导下规范用药，待停药一段时间后再考虑怀孕。若在治疗期间怀孕，则需要有专业医生评估并指导用药。

误 88. 银屑病患者治疗期间都不能怀孕

？ 认知误区

银屑病具有遗传易感性，且银屑病女性患者在治疗期间所用药物对孕妇和胎儿均有不利影响，甚至会导致胎儿发育畸形、智力障碍等，因此银屑病患者在治疗期间都不能怀孕。

▤ 正解 与 忠告 ▪

银屑病发病与遗传因素密切相关，但并不属于严格意义上的遗传病范围，该病还与免疫异常、外伤、内分泌因素、感染因素、季节因素、精神因素等有关。银屑病不具有传染性，不会通过接触传染或母乳喂养传染。

银屑病患者在治疗期间可以怀孕，但应注意以下几点：

（1）病情控制于平稳阶段　　寻常型银屑病患者在孕前应避开银屑病进行期或经治疗后处于基本控制的时期；红皮病型、泛发性脓疱型、关节病型银屑病患者可伴有多种并发症，这些并发症均为不良妊娠结局的危险因素，因此特殊类型银屑病患者首先应积极治疗，待病情控制后由专业医生评估是否适合怀孕。

（2）注意所用治疗药物的影响　　维A酸类药物除了口唇干燥、骨骼关节疼痛、肝炎、黄疸等不良反应外，对胎儿具有高度致畸性，要求育龄期妇女在用药后2年内严格避孕；甲氨蝶呤有致畸作用，并且经乳汁排出，故服药期禁止怀孕及哺乳。

（3）接受专业医生的指导　　银屑病患者有怀孕计划时应尽早告知医生，并由医生进行病情评估，指导药物应用。

误 89. 银屑病患者不能哺乳

？ 认知误区 ▪

银屑病会传染，所以患银屑病的妈妈在哺乳期不能为宝宝哺乳。

正解 与 忠告。

银屑病不会通过乳汁传染给宝宝。母乳喂养对婴儿的生长发育和产妇的身体恢复有非常重要的作用，患银屑病的妈妈在身体状况允许的情况下可以为宝宝哺乳。

对于有银屑病病史，但哺乳期皮损完全消退的妈妈，哺乳不受影响。对于皮损稳定的点滴型、寻常型、斑块型银屑病妈妈，应尽量哺乳。需要注意的是，哺乳期患者不建议口服药物，外用药可慎重选用，如一线治疗推荐润肤剂、适当剂量的弱至中效外用糖皮质激素，禁止使用维 A 酸、甲氨蝶呤、环孢素、生物制剂等，禁止使用 PUVA 光疗，尽量避免外用维 A 酸乳膏、他扎罗丁乳膏等。如果乳房上有皮疹，局部治疗应该在哺乳后使用，在哺乳前应将药物清洗干净，避免婴儿误吸。如果需要进一步治疗，应该缩短哺乳时间。对于病情危重的脓疱型及红皮病型银屑病患者，应暂停哺乳，等待身体恢复后，在体力允许的条件下再开始。

(误) 90. 银屑病患者可以献血

(认)(知)(误)(区)。

银屑病是一种皮肤病，不经血传染，因此，银屑病患者可以献血。

正解 与 忠告。

银屑病虽然是一种不传染的皮肤病，但是其病因复杂，涉及遗传、免疫、环境等多个因素。银屑病患者的血液中有多种炎症因子和免疫细胞处于异常活化状态，而且银屑病患者由于治疗需要系统应用多种药物，如果献血给其他人，可能会导致不良影响。文献已有报道，极少数病例在输入了银屑病患者提供的血液制品或接受了银屑病患者的骨髓移植后诱发了银屑病。

但是关于银屑病能不能献血，目前还有争议，每个国家对献血者的健康要求也不尽相同。有些西方国家明确规定，严重的银屑病患者、泛发性皮损的银屑病患者终身不得献血，轻度银屑病且无关节炎的患者可以考虑献血，前提是在银屑病治疗中未使用一些献血禁用的药物，如维 A 酸类（阿维 A 等）。我国的《献血者健康检查要求》中明确指出：慢性皮肤病患者，特别是传染性、过敏性及炎症性全身皮肤病，如黄癣、广泛性湿疹及全身性牛皮癣等属于不能献血的人群。另外，进展期的银屑病也可能因为献血诱发"同形反应"而加重病情。因此，银屑病患者不宜献血和捐献骨髓。

误 91. 流感疫苗可以预防银屑病

❓ 认知误区

感冒可以诱发银屑病，因此打流感疫苗可以预防银屑病。

A+ 正解与忠告

打流感疫苗对预防银屑病意义不大。

感染可以诱发银屑病，因此当发生感冒出现上呼吸道感染，尤其是链球菌感染时，会诱发或加重银屑病。

但流感与普通感冒不同。流感是由流感病毒引起的上呼吸道感染，流感疫苗只针对流感病毒。而普通感冒的病原体有很多，细菌、病毒都能引起感冒，但是最常见的还是细菌。因此，流感疫苗并不能预防普通感冒及链球菌感染，对预防银屑病意义不大。

误 92. 银屑病患者不能做手术

❓认知误区

银屑病患者做手术会加重皮损，因此不管是什么手术都不能做。

正解与忠告

银屑病患者和正常人一样，也会罹患其他系统的疾病，当合并其他系统疾病需要手术治疗时，患者通常都有一些困惑：到底能不能做手术？

银屑病发病机制复杂，与感染和创伤密切相关，感染会诱发和加重银屑病，进展期的银屑病患者遇到创伤时可诱发同形反应，加重病情，但银屑病的过度增生状态可能会加速创伤的愈合。

假如出现骨折、脾脏破裂、绞窄性肠梗阻、脑出血等急症，患者需要赶紧手术；假如是胃癌、乳腺癌等限期或一些良性疾病的择期手术，患者可以在等待手术期间积极治疗银屑病，将银屑病控制在稳定期，在保证手术顺利完成的同时尽可能不加重病情；还有一种特殊情况，如果患者正在使用免疫抑制剂治疗银屑病，手术前应评估感染和术后并发症的风险，权衡利弊关系，从而决定是否停药。

(误) 93. 老年人得了银屑病更难治

(?) 认知误区·

老年人身体弱，一旦得了银屑病，会更加顽固、难治。

(A+) 正解与忠告·

银屑病在儿童、青壮年及老年人身上均可能发生，任何人群发病都可轻可重，并不是老年人得了银屑病就更重、更难治。但是，由于老年人基础疾病（包括高血压、高血糖、冠心病等）患病率相对较高，且研究表明银屑病与代谢综合征等疾病关系密切，所以老年人患银屑病后除了银屑病本身的治疗，更应警惕其他慢性疾病的发生和发展。

此外，包括 β 受体阻滞药、非甾体类抗炎药、锂盐、抗疟药和钙通道阻滞药等在内的一些药物可能会诱发和加重银屑病。患有银屑病的老年人应格外注意自己长期服用的治疗高血压、冠心病或关节炎等的药物是否对银屑病的病情有影响，并在医生的指导下合理调整药物，兼顾多种疾病的治疗。对于银屑病病程长、皮损泛发的老年患者，更应加强护理，防止继发感染，克服急躁和消极情绪，保持乐观心态，接受系统的正规治疗。

94. 银屑病患者不能打疫苗

认知误区

　　疫苗可以预防严重的、可预防的疾病，大多数儿童和成年人可以通过遵循疾病预防控制中心推荐的疫苗接种计划，以最小的健康风险获得这些保护性抗体。但是对于银屑病患者，有皮损时注射疫苗会加重皮损，没有皮损时注射疫苗容易诱发皮损，所以银屑病患者不能打疫苗，尤其是儿童。

正解与忠告

　　银屑病并不是过敏性疾病，事实上，目前并没有足够的证据证明打疫苗会诱发或加重银屑病。一般情况下，银屑病患者注射疫苗不会加重病情，只是当疾病处于急性期时，在注射部位易出现同形反应，即注射部位出现类似皮损。一般来说，按当地疾病预防控制中心的推荐注射疫苗，患者的获益是大于银屑病本身的风险的。

　　银屑病患者需要和医生密切沟通，遵医嘱去注射疫苗。

　　首先，要选择疫苗。专业人员通常推荐银屑病患者选择灭活疫苗，而不是活疫苗。如果计划开始调节免疫或者抑制免疫治疗，如甲氨蝶呤、生物制剂等，活疫苗是不安全的。像所有疫苗一样，含有活病毒的疫苗有助于免疫系统识别并产生相应的保护性抗体，而当免疫系统受到抑制时，含活病毒的疫苗可能会导致相应感染。

　　其次，要选择疫苗注射的合适时机。一般不选择银屑病活跃期，但这并不是绝对的，当注射疫苗获益远大于银屑病风险时，需立即注射相应疫苗，如外伤后注射破伤风杆菌疫苗、狗咬后注射狂犬病毒疫苗等。

最后，我们都知道感染易诱发和加重银屑病，如果患者在有银屑病的同时合并感染，建议暂缓注射疫苗。

总之，银屑病患者是可以注射疫苗的，但其情况相对于普通人更复杂，必须在医生的指导下进行。

误 95. 皮肤护理对银屑病患者没有效果

认知误区

银屑病患者需要药物治疗，护肤品没有多大作用。

正解与忠告

皮肤屏障以"砖墙结构"为特点，角质层内的含水量充分时，皮肤光滑、柔软、有弹性。银屑病患者皮肤一般较干燥，表现为脱屑、皮肤屏障异常，因此保湿类的护肤品对其有较好的作用。效果理想、实际可行的保湿剂有凡士林及尿素，凡士林会在皮肤表面形成一道屏障，阻止水分丢失；而尿素在皮肤科药物应用领域的效果值得肯定，对皮肤起保湿、润泽的作用，这类护肤品对银屑病皮损的恢复是有极大好处的。选择此类护肤品，不但可以在停药时作为保湿剂用，还可以在用药期间配合药物共同治疗，产生的效果更好。患者可以根据皮损严重程度，在医生指导下，调整护肤品的种类、使用次数、使用时机及用量。

虽然护肤品对银屑病有积极作用，但是选取时一定要慎重，患者需要对护肤品中的有效成分有明确的认识。部分护肤品中可能会含有防腐剂、染料及香料，这些成分尽管含量不高，对正常皮肤一般也不会有严重影响，但是会对屏障功能遭到破坏的皮肤造成不良影响。长期使用这类含有添加剂的护肤品会刺激银屑病患者的皮肤，加重屏障破坏的程度，使病情雪上加霜。

建议患者选择主要起保湿作用，有效成分明确、清楚且安全的护肤品，尽量避免使用含添加剂较多的护肤品。

误 96. 银屑病患者不能每天洗澡

❓ 认知误区

银屑病患者不能每天洗澡，因为皮损会越洗越多，还容易继发感染。

A+ 正解与忠告

银屑病患者如有条件可以每天洗澡，也可在医生的指导下使用药浴。通过洗浴可以去掉过多鳞屑，减少皮疹表面细菌的增殖，使皮肤保持清洁。有时洗浴也可减轻瘙痒，对银屑病的恢复有一定的帮助。

银屑病患者应注意饭后不宜立刻洗澡，过度疲劳和饥饿时不宜洗澡，身体虚弱时不宜洗澡，有高血压、心脏病时洗澡应谨慎，还应注意保持水温和环境温暖，避免受凉感冒，以免加重皮损。洗澡应以淋浴为宜，不可过度搔抓皮损，亦不可使用浴巾等用力搓擦；

避免使用刺激性的香皂或者沐浴露，以免损伤皮肤。洗澡后应使用润肤剂。

（误）97.银屑病患者不能泡温泉

❓认知误区

一些患者泡完温泉后，导致银屑病加重，所以银屑病患者不能泡温泉。

A+ 正解与忠告

一般来说，温泉水温维持在38℃左右，接近人体体温，可促进皮肤血液循环，促进新陈代谢，并能清除鳞屑，对银屑病的恢复有积极作用。温泉水富含多种矿物质离子，泡温泉可增加人体对微量元素的吸收，如锌离子。既往研究表明，银屑病患者血锌降低，泡温泉后可使机体毛细血管扩张，血液循环加快，增加对温泉水中锌离子的吸收，使血锌升高，从而促进机体免疫功能的调节。

部分患者泡完温泉病情却加重，往往是因为疾病处于进展期或水温不合适引起的：水温太高会刺激皮损，产生不利影响；水温过低则不能较好地软化鳞屑和促进皮肤的血液循环，不利于皮损消退。一般水温应以患者稍感温或稍感烫为宜，在35～39℃为好。也可以根据银屑病的类型不同来选择水温，如寻常型进展期以及红皮病型、脓疱型、渗出型皮损，不宜接受过强的刺激，水温应低一些；而对静止期皮损，特别是明显肥厚的斑块型皮损，水温则可高一些。

此外，泡温泉时还应注意防止受凉感冒而造成银屑病加重。而且患者在泡温泉后，人体水分会迅速蒸发，要及时喝水，补充水分；出水后需涂抹保湿剂以增加皮肤的水合作用，便于外用药物的吸收。

(误) 98. 银屑病患者可以染发、烫发

(认知误区)

银屑病是遗传与免疫相关性疾病，不是过敏性疾病，所以染发、烫发都是可以的。

(A+ 正解与忠告)

银屑病患者是不建议染发、烫发的，因为这样很容易诱发和加重病情。首先，染发、烫发剂含有一定的化学成分，这些成分容易加重银屑病患者体内"易感基因"的活化和表达，从而有可能诱发和加重病情。其次，染发、烫发剂多含有刺激性化学物质，患者皮损处皮肤相对较脆弱，耐受力较差，这些化学制剂会加重局部皮损及不适感，严重者甚至可引起头部皮肤破溃、感染，使有害物质进入人体增多，引起脱发、中毒症状等。虽然银屑病不是过敏性疾病，但是过敏也是诱发和加重银屑病的一个因素，如果患者本身对染发、烫发药膏过敏，不仅容易诱发皮炎、湿疹、哮喘、鼻炎等疾病，也容易诱发和加重银屑病。

对于想要染发、烫发的银屑病患者，有以下几点建议：①不要贪图便宜使用劣质产品，可选择相对温和、健康、不良反应少一些

的产品；②过敏体质者一定要慎用；③头皮有银屑病皮损、抓伤、糜烂、破溃、毛囊炎者最好不要染发、烫发；④3个月内不要反复染发；⑤染发前可以在发际、耳后贴保鲜膜或者涂抹防护乳，减少染发剂沾染皮肤；⑥避免在银屑病急性期染发、烫发，尽量在病情稳定或痊愈的情况下进行。

（误）99. 银屑病患者应静养，不宜剧烈运动

（？）认知误区。

皮肤表面出汗会大大加重银屑病，因此患者不能剧烈运动，尽量少出汗。

正解与忠告。

银屑病与免疫紊乱相关，因此银屑病患者需要特别注意不能感冒，因为一旦感冒很容易引起疾病复发。有些患者认为自身"体弱"，不能运动锻炼，这种观点有些片面，因为锻炼身体可以调节免疫，增强抵抗力。皮肤出汗是一种正常的生理现象，有利于排泄体内代谢产物。银屑病患者皮损以红斑、丘疹及鳞屑为主，病理表现主要涉及表皮的皮肤结构及真皮的血管结构，对真皮内的汗腺影响较小，暂无相关资料证明出汗会加重银屑病，因此不用过度担心出汗会加重病情而不敢运动锻炼。但是银屑病患者运动量要合适，不能过大，否则会因疲劳导致免疫力下降而容易受凉感冒。

许多银屑病患者会因为银屑病反复迁延而意志消沉、沉默寡

言，甚至把自己封闭起来，拒绝交际，产生各种心理问题，这很不利于疾病的康复。体育锻炼不仅能强身健体，还能调节情绪，放松心情，让患者从室内走向户外，从个体走向社会，广交朋友，战胜病魔。银屑病的治疗是一个漫长的过程，患者需要有毅力、有耐心，医生的指导及药物的治疗是一方面，自身的积极态度及身边人的理解支持也是十分重要的。不要受限于疾病，让疾病影响生活质量。

对不同条件的患者，应采取不同的锻炼方式。一般不太建议处于疾病进展期的患者运动，应当让其尽量卧床休息；静止期及消退期的患者可以做一些相对轻松缓慢的运动，如打太极拳等。锻炼时要注意不能着凉，出汗后及时擦干。涉及有皮损的部位，建议患者动作轻微、细小，以免拉扯皮肤造成损伤、破裂，继发感染。

(误) 100. 银屑病会影响寿命

(认)(知)(误)(区)

一些患者认为银屑病是一种比较严重的皮肤病，会对身体带来很大危害，甚至对寿命有影响。

(A+) 正解 (与) 忠告

银屑病最常见的有四型：寻常型、脓疱型、关节型和红皮病型。寻常型银屑病经过正规治疗，对患者的寿命几乎没有什么影响，但会给患者精神上带来困扰，引发心理健康问题。脓疱型和关节型银屑病虽然可伴关节或肝肾损害、继发感染、电解质紊乱等，但如果经过正规治疗很少影响寿命。值得重视的应是红皮病型银屑病，患者皮肤潮红、大量的鳞屑脱落、体温调节障碍，可能出现水和电解质紊乱及蛋白质代谢紊乱，并继发感染。轻度的银屑病本身对患者的寿命并不会造成影响，但是病情严重或者治疗不当可能出现并发症，患者预后较差，甚至危及生命。